献给爱妻罗瑶琴

深深怀念她无微不至的关怀和对我工作全心全意的支持

妇产科临床实践

Records in Practice of Obstetrics and Gynecology

郑华恩　著

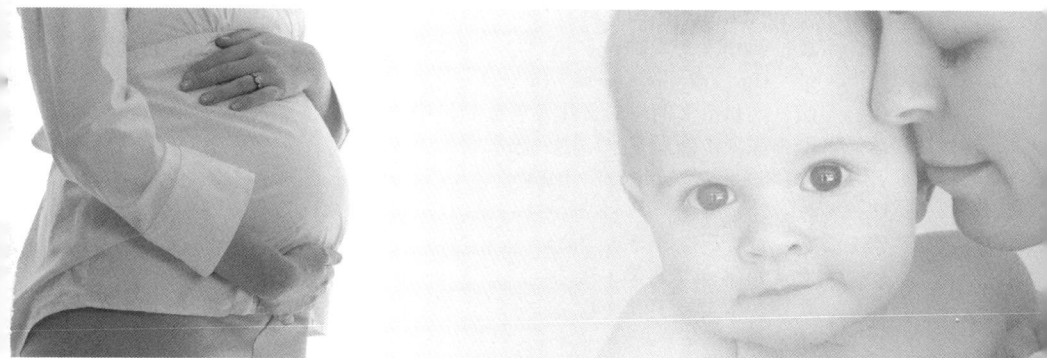

暨南大学出版社
JINAN UNIVERSITY PRESS

中国·广州

图书在版编目（CIP）数据

妇产科临床实践/郑华恩著. —广州：暨南大学出版社，2018.2
ISBN 978－7－5668－2308－3

Ⅰ．①妇…　Ⅱ．①郑…　Ⅲ．①妇产科病—诊疗　Ⅳ．①R71

中国版本图书馆 CIP 数据核字（2018）第 009330 号

妇产科临床实践
FUCHANKE LINCHUANG SHIJIAN
著者：郑华恩

出 版 人：徐义雄
责任编辑：曾鑫华　柳　煦
责任校对：刘舜怡
责任印制：汤慧君　周一丹

出版发行：暨南大学出版社（510630）
电　　话：总编室（8620）85221601
　　　　　营销部（8620）85225284　85228291　85228292（邮购）
传　　真：（8620）85221583（办公室）　85223774（营销部）
网　　址：http：//www.jnupress.com
排　　版：广州市天河星辰文化发展部照排中心
印　　刷：深圳市新联美术印刷有限公司
开　　本：890mm×1240mm　1/32
印　　张：7.75
字　　数：114 千
版　　次：2018 年 2 月第 1 版
印　　次：2018 年 2 月第 1 次
定　　价：38.00 元

（暨大版图书如有印装质量问题，请与出版社总编室联系调换）

前言

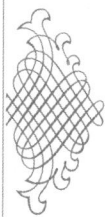

　　我于1952年毕业于广州岭南大学医学院，曾在卫生所、县医院、州医院和大学附属医院工作过。中华人民共和国成立初期，边疆少数民族地区的医疗卫生事业几乎是一片空白，有执业资格的医生极少，更不用说专科医生了。我不得不接诊不同病症的病人。我曾为病人拔牙、修补兔唇、切除阑尾，也曾为因三叉神经痛而面部痉挛的病人的神经节注射无水酒精，甚至为牛做过剖腹产手术。

在青年时期，为了治病救人，我从香港来到边疆地区，工作了三十年。如今回到自己出生和学习的地方，静静地回忆往事，觉得把以前的一些工作经验和想法记录下来，是一件颇有价值的事。

正值香港回归二十周年，诚心地予以热烈的祝贺！

郑华恩

2017 年 11 月

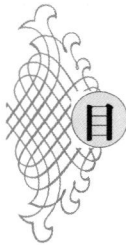

目 录

前 言 ·· 1

第一章　妇科双合诊检查 ······················ 1

  1. 子宫韧带张力检查 ····················· 2

  2. 妇科双合诊检查的"陷阱" ············· 5

  3. 膀胱阴道瘘的检查 ····················· 6

  4. 触摸子宫动脉 ························· 6

  5. "三合诊"检查 ······················· 7

第二章　外阴瘙痒 ······························ 8

第三章　慢性盆腔炎 ·························· 11

第四章　月经失调 ···························· 16

  1. 用雌激素止血 ······················· 16

2. 用孕激素止血 ·················· 17

3. 用睾丸酮止血 ·················· 18

4. 用安络血止血 ·················· 18

5. 用孕激素推迟月经来潮时间 ·············· 19

6. 中西医结合治疗闭经 ·············· 20

7. 用中药止血 ·················· 23

第五章　不孕症 ·················· 25

1. 排卵的诊断与促进排卵 ·············· 25

2. 输卵管不通 ·················· 30

3. 基础体温测量 ·················· 33

4. 高催乳素血症 ·················· 34

5. 子宫内膜异位症 ·················· 37

6. 宫颈炎 ·················· 38

7. 输卵管妊娠手术后 ·············· 39

第六章　人工流产 ·················· 41

1. 如何避免子宫穿孔 ·············· 42

2. 子宫穿孔的诊断与处理 ·············· 43

第七章 产程观察 ······················· 46

  1. 第一产程 ······················· 46

  2. 第二产程 ······················· 50

  3. 第三产程 ······················· 51

第八章 产钳术 ························· 52

  1. 普通产钳 ······················· 52

  2. Kielland 产钳 ··················· 56

  3. 胎头吸引器 ····················· 58

第九章 臀位牵引术 ··················· 60

第十章 会阴侧切与缝合术 ············· 64

第十一章 剖宫产术的胎头娩出 ········· 67

第十二章 分娩期子宫颈口狭窄 ········· 71

第十三章 内倒转术 ··················· 75

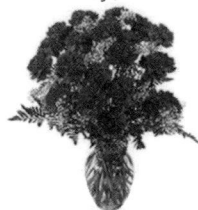

目录

3

第十四章　膀胱阴道瘘修补术的要点 ·········· 77

　　1. 术前软化组织 ············· 77

　　2. 手术时病人的体位 ········· 78

　　3. 阴道壁与膀胱壁的分离 ········· 78

　　4. 相反的缝合走向 ············· 79

　　5. 术后注意点 ············· 79

第十五章　子宫全切除术 ············· 85

第十六章　子宫肉瘤 ············· 95

第十七章　不寻常位置的妇科良性肿瘤 ········ 103

　　1. 宫颈平滑肌瘤 ············· 103

　　2. 阔韧带内囊肿 ············· 115

　　3. 阔韧带纤维肌瘤 ············· 118

第十八章　胎盘滞留 ············· 121

第十九章　产科弥散性血管内凝血及妇产科

　　　　　病人突然死亡 ············· 128

　　1. 产科弥散性血管内凝血 ············· 128

2. 妇产科病人突然死亡 ……………………… 133

第二十章　子宫内膜细胞学的研究及一些临床
　　　　　关系密切的妇产科病理学问题 …… 141
1. 子宫内膜细胞学的研究 ………………… 141
2. 妇产科常接触的病理学问题 …………… 144

第二十一章　宫内节育器的移位 ……………… 155

第二十二章　婚前性知识的重要性及更年期的
　　　　　　思考 ……………………………… 160
1. 婚前性知识的重要性 …………………… 160
2. 更年期的思考 …………………………… 161

第二十三章　中西医结合治疗妇科病的体会 … 164

第二十四章　中西医结合治疗一些妇科及外科
　　　　　　病例 ……………………………… 180
1. 不孕症因输卵管阻塞而引起的病例
　　——15 例治疗小结 ………………… 181

目
录

5

2. 盆腔包块 ……………………………… 183

3. 阑尾炎性包块 ………………………… 189

4. 盆腔囊性包块 ………………………… 191

5. 双侧附件炎并宫骶韧带炎 …………… 194

6. 双侧慢性输卵管炎治疗后获妊娠 …… 196

7. 左侧输卵管——卵巢炎伴有不规则阴道
   流血 ………………………………… 197

8. 更年期月经量过多伴有多种症状 …… 200

第二十五章　早年一些极端案例的回忆 ……… 228

1. 忽略性横位 …………………………… 229

2. 膀胱阴道瘘 …………………………… 230

3. 子宫脱垂 ……………………………… 231

第二十六章　纠正"妊娠高血压综合征"的
　　　　　　译名 ………………………… 233

参考文献 …………………………………… 235

第一章

妇科双合诊检查

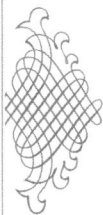

　　近几十年来，医疗检测仪器飞速发展，例如通过 CT、MRI、超声波等能发现盆腔藏得较深或手不能触及的病灶，但这些检查不能完全代替用人手进行的检查，因为后者能直接感知，如病灶的囊性、实性、移动性，以及病人对检查的反应等。所有这些检查，与病人的症状、病史以及化验、放射线等检查结果综合起来，才能使医生对病人的病情有一个完整的印象，从而作出诊断并提出治疗方案。

1. 子宫韧带张力检查

对正常人来说，子宫韧带和周围的结缔组织对子宫位置的维持起到很大的作用。在这些组织中，与子宫颈有联系的有主韧带（从子宫颈上段横向延伸至盆壁）、子宫骶韧带及子宫颈—膀胱—耻骨结缔组织（见图1）。这些韧带和结缔组织含有丰富的血管、淋巴和神经组织。在进行妇科双合诊检查时，对于正常人的子宫体和子宫颈，不管如何摆动它，都不会引起疼痛。但是，当盆腔存在炎症时，摆动子宫颈就会引起疼痛。这是因为，这些韧带和结缔组织由于炎症而肿胀、充血，受到牵引时产生张力，进而导致疼痛。检查时，摆动比较容易接触的部分——子宫颈，就会牵动与子宫颈上部相连的韧带和结缔组织。检查时指尖要抵着阴道穹隆部，施力于子宫颈上段，向需要的方向摆动。例如，向右摆动时，左侧主韧带受牵引而产生张力，如果有炎症，病人会感觉左侧下腹痛。而在正常情况下，这样的摆动是不会产生痛感的。（见图2、图3）

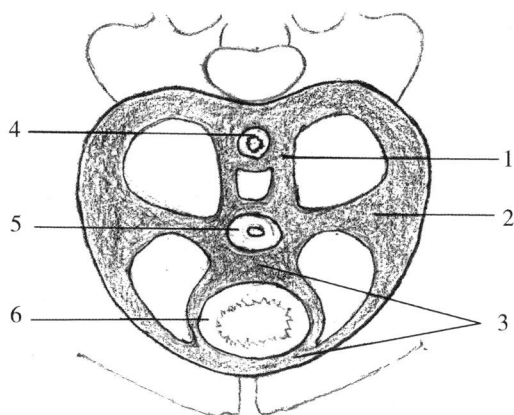

1. 子宫骶韧带；2. 主韧带、宫旁结缔组织；3. 子宫
颈—膀胱—耻骨结缔组织；4. 直肠；5. 子宫颈；
6. 膀胱

图1　支持子宫及宫颈的韧带

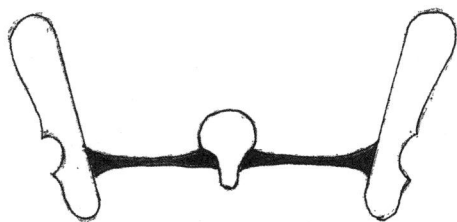

图2　主韧带在子宫两侧

第一章　妇科双合诊检查

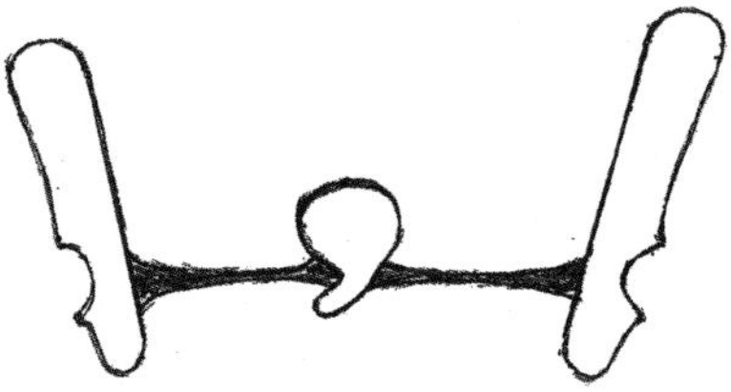

图3　将子宫颈向右侧摆动，左侧主韧带受牵引，张力增加

　　虽然圆韧带、阔韧带对维持子宫对于正常位置也有作用，但有时圆韧带不易触及，尤其是后倾子宫中；而阔韧带薄、软，炎性增厚及触痛不明显。如将子宫颈向前摆动，子宫骶韧带受牵引而产生张力，有炎症时，病人会感觉疼痛。左侧主韧带的血管、淋巴、神经等组织较右侧更为丰富，因为盆腔左侧有乙状结肠存在，所以左侧痛感更为明显，且出现得更早，持续时间也更长。

　　有一点要注意的是，摆动子宫颈的力度不可过大。因为没有炎症时，太过用力也会引起不适，而这种不适感有时与疼痛类似，难以区分。故太过用力反而妨碍诊断。

2. 妇科双合诊检查的"陷阱"

妊娠子宫和它周围的组织高度充血，而且由于激素的影响，都变得非常柔软。在进行双合诊检查时，检查者用手可能感觉不到周围组织的存在，因此可能导致错误判断。

一个妊娠30天左右的子宫，除子宫体中部及底部肌层比较厚，检查者的手能明显感觉到之外，周边的组织和血管都非常柔软，可能感觉不到，反而觉得子宫变小了。此时，如果月经还没有来，不要急于处理。等一段时间后，如果月经仍没有来，可做妊娠试验，弄清情况；如果月经来了，则证明不是妊娠。检查者此前之所以感觉子宫变小，是因为月经前子宫也是高度充血的。

另外，妊娠5个月的十多岁的初孕青年女性，可能会被误认为是卵巢囊肿，这是因为此时子宫比较圆，活动性很大；子宫颈峡部非常软，子宫颈阴道部分却相对较硬，使检查者产生一种包块与子宫不相连的感觉。这时临诊医生应有所警惕，听一下胎心音或做一次超声波检查就可以确诊。

3. 膀胱阴道瘘的检查

在城市里，过度放射治疗有可能引起膀胱阴道瘘，因难产引起的极少见。但在偏远山区，此病仍有出现。膀胱壁由于长时间受胎头压迫，或经过量放疗而坏死，组织脱落，导致膀胱与阴道相通而形成瘘。

检查时，须让病人采取膝胸卧位，因为只有跪姿才能使医生从上而下直接看到瘘孔。最好同时用一个单叶阴道拉钩，将阴道后壁向上提拉，扩大阴道空间，这样可以观察得更加清楚。

另外，如要了解瘘孔与输尿管口的距离，则须用膀胱镜检查。了解此距离有助于修补术的进行。

4. 触摸子宫动脉

正常情况下，子宫动脉的跳动是感觉不到的。但若是妊娠，多数能触摸到因变粗而跳动明显的子宫动脉，这也可以作为诊断的辅证。除妊娠外，盆腔充血明显时，检查者也可以摸到子宫动脉。如盆腔组织受包块压迫，血流缓慢，血管扩张，有时也能触摸到子宫动脉。触摸子宫动脉虽然不会对诊断起决定性作用，但也是有一定参考价值的助诊依据。

5. "三合诊"检查

"三合诊"检查，是指在双合诊检查的基础上再加一个肛门检查。它不是独立的肛门检查，而是与双合诊同时进行，即把中指放入肛门内，食指放入阴道，另一只手放在腹部。现在有了超声波检测，"三合诊"检查的使用已经很少了，但手感是无法被完全替代的。例如，直肠子宫陷凹内的一个包块，用手检查能知道它表面是否光滑，是软还是硬，有无囊性、移动性等。在直肠内的中指比在阴道内的食指能更深入，因此可以了解到更多的情况。

第二章

外阴瘙痒

这里的外阴瘙痒指的是因皮肤本身病变所引起的外阴瘙痒，其病理变化是皮肤鳞状上皮细胞增生，严重时会使病人坐立不安，影响其工作。临床上多见于育龄或更年期妇女。瘙痒区域多在阴蒂及周围皮肤、小阴唇或小阴唇与大阴唇交界处，甚或延至会阴部及肛门周围。开始时皮肤略显粗糙，长久之后，皮色变浅、质变硬，缺乏柔软性。因为皮肤变白，亦被称为外阴白斑。

此病症可用中西医结合的方法治疗，如病人睡前用中药洗剂泡洗患处，最好坐盆，能收到良好的效果。

中药洗剂基本方剂为：苦参30g，黄柏30g，薄荷10g，蛇床子30g，地肤子30g。水煮开片刻即可，待水凉后使用。

中药的药理如下：

苦参：苦、寒，清热燥湿，可止阴痒，能抑制多种杆菌、球菌及皮肤真菌，对湿疹有疗效。

黄柏：苦、寒，清热燥湿，有杀菌作用，也可用于治疗湿疹。

薄荷：辛、凉，使皮肤产生清凉感，能止瘙痒。

蛇床子：辛、苦、温，有较好的止痒作用。

地肤子：甘、苦、寒，能止痒、清湿热。

西药的使用：在瘙痒阶段，中药洗剂泡洗之后，睡时用皮质激素软膏涂擦患处，一般可用地塞米松霜（地塞米松0.1~0.5g，单纯霜加至100g），也可以用效力更强的艾洛松乳膏。病人日间应再用药一次。

长时间使用皮质激素会使皮肤变薄，待瘙痒感消除后，可改用睾丸酮软膏——2%睾酮霜。地塞米松霜和睾酮霜两者也可混合使用或交替使用，待皮肤恢复正常后即可停药。

如皮肤同时存在炎症，可加上消炎软膏混合使用，如红霉素软膏等。

有育龄妇女经上述治疗后得以妊娠。如在治疗过程中怀孕，应停止用药。在妊娠期内皮损会好转，产后应继续治疗以巩固疗效。

在西方关于妇产科临床和病理学的书籍中，一般见不到"外阴瘙痒"这一病名，取而代之的是"外阴痛"。可能是经过大半个世纪，人们对疾病的反应有了变化，对痛觉变得更加敏感。2006年美国出版了一部供诊断用的妇科与产科病理学巨著，书中这样写道："外阴痛，以前认为是一种罕见的情况，现在已知患此症的妇女数以百万计。"

第三章 慢性盆腔炎

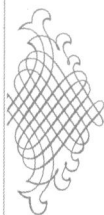

　　慢性盆腔炎诊断的主要依据是症状、病史和妇科检查。妇科检查主要采取双合诊检查。超声波检查对慢性盆腔炎的诊断并不占优势。若无输卵管粘连、扭曲、积水、积脓、炎性包块形成及子宫因粘连而移位等情况，超声影像是难以作出诊断的。而这些情况要经过较长时间的变化才会出现，多数病人不会等到病情如此严重才就诊。本章所说的是较早期的慢性盆腔炎，有很多病人没有出现明显的急性炎症阶段。

　　子宫韧带张力检查对此症的诊断很有帮助，尤其是将子宫颈向右摆，使左侧主韧带张力增加时，病人若有痛感，就说明盆腔有炎症。综合病人的病症、病史，就足以作出诊断。乙状结肠在盆腔左侧，故左侧主韧带的血管、淋巴及神经组织等更为丰富，炎症的肿胀和充血也更为明显，引起的痛感最重，持续的时间最长。在盆腔炎痊愈的过程中，左侧的痛感最后消失。（见图4）

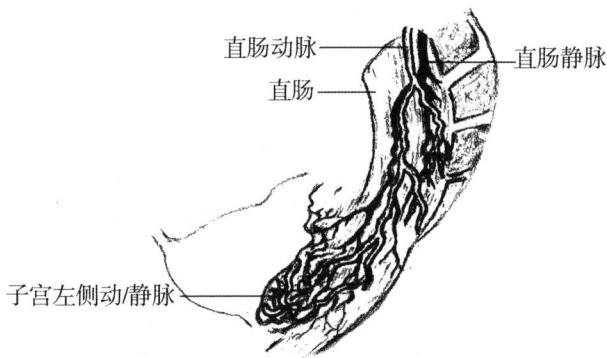

图4　子宫左侧动/静脉与直肠动/静脉关系密切

（子宫牵向右前方，暴露左阔韧带内部）

　　使用中西医结合的方法治疗慢性盆腔炎，一般以 3~4 周为一个疗程，虽然时间稍长，但效果显著。第一周用西药抗生素，目的是清除残留的细菌，可用喹诺酮类药，如环丙沙星片，口服，每次 500mg，每日两次。病情较重者，可联合用头孢类抗生素，如头孢拉定胶囊，口服，每次 0.5g，每 6~8 小时一次。以上两种抗生素对泌尿生殖道感染都有较好的疗效。抗生素很少用到两周。随后的 2~3 周，可用清热解毒及活血化瘀的中药治疗。基本方剂为：蒲公英、白花蛇舌草、金银花各 10g，丹参、赤芍各 10g，陈皮 3g，白术 10g，甘草 3g。

中药的药理如下：

蒲公英：甘、微苦、寒，清热解毒，消肿散结，对金黄色葡萄球菌、伤寒杆菌、绿脓杆菌有抑制作用。

白花蛇舌草：淡、寒，清热利湿，对绿脓杆菌、金黄色葡萄球菌有抑制作用，能增强机体免疫力。

金银花：甘、寒，清热解毒，抗菌范围较广，对金黄色葡萄球菌、溶血性链球菌、大肠杆菌等均有抑制作用。

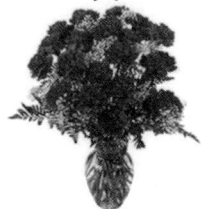

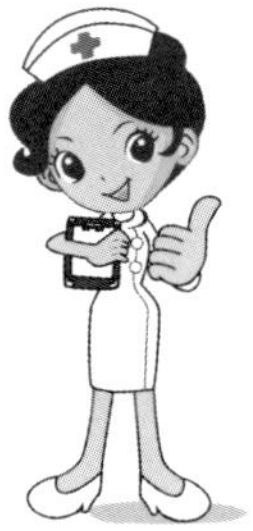

丹参：苦、微寒，活血化瘀，凉血消肿，有明显的抗炎作用，能减少炎性渗出，抑制白细胞游走。

赤芍：苦、微寒，清热凉血，散瘀止痛，能抑制血小板聚集，改善血液流变性。

陈皮：苦、辛、温，芳香健胃，祛风下气，并缓解脾胃气滞。

白术：苦、甘、温，补气健脾，燥湿利水。

甘草：甘、平，补脾益气，清热解毒，调和药性，有皮质激素样抗炎作用，具有解毒功效。

君药为蒲公英、白花蛇舌草及金银花三味，主要取它们的杀菌、消炎作用。用这三种药做君药是考虑它们的协同作用，每一味药剂量都不大，可避免对胃的刺激。除以上三种清热解毒药，也有其他药可以用，如紫花地丁、黄柏、败酱草等。常用的组合是紫花地丁、金银花与蒲公英。如有病毒感染，可加用板蓝根。金银花也有抗病毒的作用。

丹参与赤芍能起到活血化瘀的作用，对消炎及改善局部血液循环有好处。陈皮、白术主要用于保护脾胃，因所用君药都比较寒凉，若服用时间较

14

长，会对胃黏膜造成刺激。上述药物服用 2～4 周，病人一般不会产生胃部不适。

以上中西医结合治疗法总共需要 3～4 周，亦可在第一周服用西药抗生素的同时就服用中药，但要考虑病人胃部能否承受。最后做妇科检查时，应进行韧带张力检查，如病人无痛感即为临床痊愈。用此法治疗，若无其他特殊情况，一般都能治愈。

如果病人同时患有不孕症，应当在治愈后做输卵管通液术。在治疗期间和未做通液术证明输卵管畅通之前，医生应郑重告诉病人坚持避孕，否则有可能发生输卵管妊娠。笔者曾反复叮嘱一名治愈后的病人去做通液术，但她每次都说怕痛，不肯去做，同时又不采取避孕措施，结果发生了宫外孕。

第四章

月经失调

月经失调的表现是多种多样的，比较常见的是月经量过多，或持续时间过长。此外还有一种较常见的情况是非正常闭经。

1. 用雌激素止血

青春期少女的卵巢尚未发育成熟，功能仍未完善，其雌激素的分泌亦时有起落。子宫内膜不能维持正常厚度时，容易因发生不规则脱落而出血，经期也会延长。一般用小剂量雌激素便可保持子宫内膜正常厚度。可用倍美力 0.625mg，每日一次，血止后停药。如出血量较多，也可用已烯雌酚 1~2mg，每日一次。血止后减量，每次减量约为原剂量的 1/3，每 2~3 日减一次，直至维持在每日0.5mg 便可。

2. 用孕激素止血

几十年前，我国女性的初潮多发生在 14 岁左右，现已提前到 10~13 岁。有些女性初潮后数年，月经仍不稳定，少数人月经量多、经期长。治疗时，个别病人长期大量服用雌激素也不奏效。此时，应将不规则脱落的增生期子宫内膜迅速转变为分泌期子宫内膜，转变后出血会很快停止。可让病人口服安宫黄体酮（甲羟孕酮），一次 4mg，每日 2次。在病人服用了雌激素的情况下，黄体酮能更好地发挥作用。为了防止停药后撤退性出血量过多，可同时服用甲基睾丸素（甲睾酮），每日 5mg。

在基层，有些医生不敢用孕激素，怕出血多。

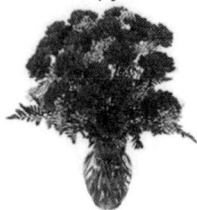

这是一种误解，归根结底是没有完全明白出血的机理。

3. 用睾丸酮止血

更年期病人的卵巢功能逐渐衰退，雌激素水平低而且不稳定，表现为月经推迟，往往两个月或更长时间来一次，但来时可能量很多。

这类病人雌激素水平低，但不能用补充雌激素来治疗，因为有诱发癌症的危险，而用黄体酮效果也不理想，比较安全有效的药物是雄激素。肌注丙酸睾丸酮 25mg 或 50mg，往往能收到明显的效果，25mg/日，可连用 3 日；如效果不佳，则应做一次诊断性刮宫，同时也能起到止血作用。

4. 用安络血止血

育龄期妇女子宫异常出血要排除多种因素，较常见的有子宫内膜增殖症、流产、子宫内膜炎、子宫内膜息肉、子宫肌瘤、子宫颈或子宫内膜癌症等。由激素不平衡引起的，只占其中一小部分，如果一开始就用激素治疗，难以做到有的放矢。如5日后月经量仍较多，可先用止血药物。一般可肌注安络血10mg，每日2次，用3～5日后，可见血止或明显减少。安络血能增加毛细血管对损伤的抵抗力，减少通透性，缩短出血时间。这些病人自身的调节功能潜力大，给予一些帮助后，往往能恢复正常。倘若效果不佳，最好做一次刮宫，一方面可以止血，另一方面可以进行病理检查，以作出明确诊断。

5. 用孕激素推迟月经来潮时间

常有人因各种原因要求推迟本人或其女儿的月经来潮时间。要推迟月经来潮时间，可用黄体酮延长月经的黄体期，在经前2～3日开始用，因为此时黄体酮的水平已开始下降，而分泌期子宫内膜的厚度也开始降低。一般用药延长3日是没有问题的。可用安宫黄体酮，每次4mg，每日2次，服用5～6日。停药后即使发生撤退性出血，对以后经期的规律性也不会有太大影响。

6. 中西医结合治疗闭经

闭经的原因有很多，只有弄清楚具体原因才能进行有效治疗。这里的闭经指的是功能性原因引起的闭经，而不是器质性病变引起的。所以，治疗前病人应做一次内分泌方面，尤其是性激素方面的检查。

闭经的临床治疗一般要先做孕激素试验，方法是让病人服用黄体酮7~10日。可服用安宫黄体酮，一次4mg，每日2次；或肌注黄体酮，每日20mg（1支）。停药后，病人会出现撤退性出血，这说明病人没有太大的问题。因为黄体酮发挥作用，需要有一定水平的雌激素，病人尚能产生雌激素，而子宫内膜也能作出反应，说明问题不大；如无撤退性出血，则说明雌激素水平很低，或子宫内膜有问题。有些病人虽有撤退性出血，但血量少，或持续时间短，说明先期的雌激素水平较低，子宫内膜厚度不够，转变为分泌期子宫内膜后脱落不多。

雌激素水平低时，可先期补充雌激素，即雌激素、孕激素替代治疗，也就是通常所说的人工周期疗法。方法是用雌激素 21 日（3 周），可服用乙炔雌二醇（或称炔雌醇），每日 25μg，每日 2 次；或服用倍美力，每次 0.625 ~ 1.25mg，每日 1 次，在第 14 日时，加用黄体酮 1 周，可服用安宫黄体酮，每次 4mg，每日 2 次。此疗法可用 3 个疗程，第 2 个疗程可于月经第 5 日开始；也可以用两周雌激素后，第三周再用孕激素。

如月经恢复不理想，可用中西医结合治疗。方法是在月经干净后让病人服用中药两周。中药中的活血化瘀成分不但能促进子宫内膜增长，使血管变丰富，而且能促进排卵。所用药物性质宜平和，方剂如下：丹参、赤芍、桃仁各 10g，陈皮 3g，白术 10g，甘草 3g。一个月经周期按四周计算，活血化瘀药用两周，第三周用温补药和适量活血化瘀药，其基本方剂为：黄芪、当归各 10g，桂枝 4g，赤芍、桃仁各 6g，陈皮、甘草各 3g。

部分中药的药理如下：

黄芪：甘、微温，有补气固表、利尿脱毒、排脓生肌的功效。能增强非特异性免疫功能，增强自

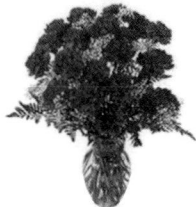

21

然杀伤细胞的活性，有强心作用，并能明显扩张外周血管、冠状血管及脑血管。在内分泌方面，能促进肾上腺皮质分泌并有促雌激素作用，还有抗衰老作用。

当归：甘、辛、温，有补血活血、调经止痛、润燥滑肠的功效。能抗血小板聚集，抗血栓，扩张血管，使血流微循环加快。含有兴奋子宫和抑制子宫平滑肌收缩两种成分，有双向调节作用。

桂枝：甘、辛、温，有发汗解肌、温经通阳的功效。能扩张血管，加快血液循环，并有抗菌、抗病毒及镇痛的作用。

桃仁：苦、甘、平，活血化瘀，润肠通便。能使外周血管流量增加，抑制血液凝固，抑制血栓形成，具有抗渗出性炎症的作用。

服用最后一周的中药时，也可以同时服用安宫黄体酮，以增加经血量。温补类中药可增加分泌期子宫内膜的厚度，丰富其血管网络和血液含量。1～2个疗程后，可停止使用黄体酮。继续服用中药，病人有望自行恢复月经。

以上方法适用于无子宫内膜器质性病变和由较

轻的内分泌失调引起的闭经。如治疗效果不佳，应进行更深入的检查。笔者曾遇到一青年病人，外表健康，面色红润，但她已闭经。最后发现她的闭经是由子宫内膜因结核病变而被破坏至只剩下一层结缔组织造成的。这种情况，任何治疗都难以奏效。

7. 用中药止血

当出血量不太多，尤其是病人不太想用西药时，可考虑用中药止血。笔者在用止血药的同时，一般也在方剂中加一些补益元气的药，以增强本体机能。方剂如下：地榆炭6g，仙鹤草6g，艾叶6g，乌贼骨炭6g，太子参6g，陈皮3g，白术6g，甘草3g。对于身体较虚弱的病人，可加用阿胶。一般用药数日，出血可逐渐停止。为了增强疗效，也可同时用西药止血剂。

部分中药的药理如下：

地榆炭：苦、酸、微寒，凉血止血，泻火敛疮，清热解毒。此药是将地榆炒至外呈黑色、内呈老黄色而成。

仙鹤草：苦、涩、平，收敛止血，解毒止痢。

艾叶：苦、辛、温，温经止血，散寒止痛。

乌贼骨炭：乌贼骨又名海螵蛸，咸、涩、温，收敛止血，涩精止带。乌贼骨炭是将药煅至焦黑色，其止血作用在于使出血部位之血易于凝结。乌贼骨粉海绵可用作局部止血剂。

阿胶：甘、平，补血止血，滋阴润燥。

太子参：甘、微苦、平，清补扶正，益气生津，健脾润肺。主治脾虚体倦、气阴不足。

第五章

不孕症

1. 排卵的诊断与促进排卵

很多人以为月经能按时来排卵就没有问题，殊不知有一部分人是无排卵性月经；也有个别人不来月经或很长时间才来一次月经，但又能怀孕，甚至有时还要做人工流产。所以，有无月经不是有无排卵的标志。

确定有无排卵的方法有很多种，比较常用而简单的是基础体温测量法。只要测量方法正确，有恒心去做，结果就是可靠的。但它需要的时间较长，现在人们的生活节奏加快，此法已用得较少了。

测定血液中的黄体酮水平也是一种较为便捷的方法。在月经的黄体期，血清黄体酮的水平应在 5mg/mL 以上。如果难以确定，可数日后再检查一次。

用 B 超监测排卵是现在常用的方法。诊断性刮取子宫内膜也是方法之一。刮取子宫内膜的最好时间是月经来潮后 12～24 小时内，如有分泌期晚期变化，说明曾有过排卵。

用子宫内膜细胞学方法也能诊断排卵，排卵后的子宫内膜细胞学图像可分为分泌期早期和分泌期晚期（参见第二十章"子宫内膜细胞学的研究"）。

以下为促进排卵的方法：

（1）黄体酮促进排卵和妊娠。黄体酮分泌不足，会影响受精卵的着床和下一个周期的排卵。这种情况下，病人可能有较规律的月经，但月经量较少，因为分泌期的子宫内膜不够成熟，所以即使受精卵着床，子宫内膜也难以承受，最终导致流产。

给予足够的黄体酮后，即使没有受精，也能诱使下一个周期卵泡发育得更好，排出的卵子更成熟。临床有不少的病例，只用 1~2 个周期的黄体酮治疗便成功怀孕。可用黄体酮 7~10 日，从排卵后第三日开始肌注黄体酮，每日 20mg，或口服安宫黄体酮片，每日 4~8mg。

（2）克罗米芬促进排卵。克罗米芬又名氯米芬，作用于下丘脑及垂体，阻断内生雌激素的负反馈作用，使卵泡刺激素（FSH）、促黄体生成素（LH）水平上升，促进卵泡发育并诱发排卵。在克罗米芬的作用下，排卵成功率约为 80%。克罗米芬的用法：于月经第 5 日开始，每日 50mg，服 5 日，最大剂量可用至每日 150mg。治疗的同时最好做 B 超监测，这样可以知道准确的排卵时间，并可于卵泡发育至直径 18mm 时注射人绒毛膜促性腺激素（HCG）5 000IU，诱发排卵。

（3）人绝经后促性腺激素（HMG）。在克罗米芬无效的情况下，可用 HMG。该制剂含 75 单位 FSH 及 75 单位 LH。一般在月经第 5 日或稍后 1~2 日开始使用，连续使用 3 日后，在超声波下观察卵

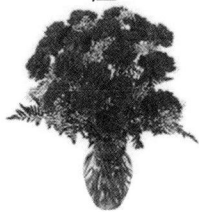

泡的发育。以后 HMG 的使用则视卵泡增大的情况而定。当卵泡长至直径 18～20mm 时，可注射 5 000～10 000IU HCG 以促发排卵，通常 5 000IU 已足够。如用后仍不见排卵，次日再用 5 000IU。若一次用 10 000IU，病人容易出现卵巢过度刺激综合征。

如用一支 HMG 不能有效促使卵泡发育，可每日用 2 支，但 3 日后必须做超声波检查；当卵泡增大至直径 15mm 时，应每日做一次超声波检查，以掌握卵泡的发育情况。

当优势卵泡直径达到 18～22mm 时即会排卵，B 超上可见到卵泡消失。病人一般是早上去医院做 B 超，此时往往已发现卵泡消失，这说明她可能已在前一日的下午或晚上排卵。所以，见到即将排卵的卵泡，或用过 HCG 后，可嘱病人连续 3 日与丈夫同房，此时受孕机会最大。但在月经后至排卵前的一段时间内，病人应当禁欲。

（4）中药促进排卵。活血化瘀类中药有促进排卵的作用。但对有排卵障碍的患者，笔者没有把中药作为首选药。只有在西药，如克罗米芬、HMG 等不能奏效时，才使用中药。个别病例可以中西药同时使用，也有病人在外地以西药治疗但效果不佳后前来就诊，服用中药后即见怀孕。

笔者曾遇到过一名病人，因为输卵管不通，长时间不孕，她在某医院做了试管婴儿手术，花了一大笔钱后仍然失败。笔者想，既然输卵管不通，那就再为她通液一次看看。于是先开了一个疗程的活血化瘀类中药，其中还用了三棱、莪术以软化输卵管堵塞处。但用药后她月经一直不来，无法为她做通液术。后来得知她怀孕了，最后顺利分娩，产下一个健康的婴儿。笔者所用的三棱、莪术剂量不大，翻阅文献也找不到关于它对受精卵有影响的报道。此病人戏剧性的经历，生动地说明了活血化瘀类中药对排卵具有促进作用。

还有一个例子可以证明这一点。一名×姓病人，31岁，于1977年5月4日就诊。8年前产一胎，5年前流产一次，之后未孕，月经周期30天；婚前一年做过左卵巢囊肿切除术。妇检发现病人患有输卵管炎及宫颈炎，脉沉，舌苔薄白。于是开出中药加减当归四逆汤两服。方剂为：当归15g、赤芍24g、木通12g、桂枝15g、郁李仁9g、桃仁12g、

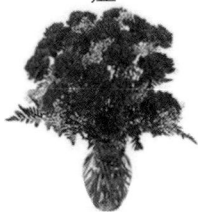

金银花15g。病人于5月7日将两服药合并为一煎服，服药时间为经期第11日，服此药前一个月及服药后均未服用过其他任何中药或西药。服此中药后，月经未再来。后来证实她已怀孕，并于1978年2月4日顺产一女婴。

方剂中部分中药的药理如下：

木通：苦、寒，利水通淋，清热通乳，有利尿、抗真菌作用。

郁李仁：辛、苦、平，润肠通便，利水消肿。能促进肠蠕动，解除排便困难。

当归四逆汤以活血化瘀为主，成分可以为：当归、木通、细辛、桂枝、芍药、炙甘草、大枣。上述病例用药，可根据其病情略有加减。

妇科常用的活血化瘀中药有丹参、赤芍、桃仁、红花、当归、川芎等。有时也可用桃红四物汤（桃仁、红花、当归、川芎、赤芍、生地），所用药物均比较温和。

2. 输卵管不通

输卵管不通的常见原因是慢性盆腔炎，输卵管腔炎性粘连、堵塞，或由于周围组织的炎症，导致输卵管与之粘连扭曲而不通，又或由于伞部粘连形成输卵管积水等。输卵管不通可以通过子宫输卵管造影确诊，但临床上通常用输卵管通液术就可以确诊。

输卵管通液术是诊断和治疗输卵管不通的常用方法，特别是由炎症、输卵管腔堵塞或输卵管粘连扭曲等导致的不通。一般用生理盐水 20mL，加庆大霉素 1mL（80 000U/mL）及地塞米松 1 支（2mL）。用庆大霉素的目的是抗菌，预防感染；地塞米松能减轻组织反应，减轻药物对输卵管的刺激，还能减轻药物随后流入腹腔时对腹膜的刺激。

输卵管通液的最佳时间为月经干净后 1～2 日，所用液体先通过宫腔再进入输卵管。此时，子宫内膜刚开始修复，受到的影响很小。如在排卵后进行，子宫内膜充血，液体冲击会引起出血，并且液体也会进入血管，这是禁止的。

现在一般用双腔管，除了要注意用气囊紧密地堵住子宫颈内口之外，宫颈管与双腔管紧贴也很重要。如分娩造成子宫颈撕裂，应该用皮钳将撕裂处夹紧，以保持与通液管紧贴。

在通液前亦可考虑用药将纤维组织软化。可用活血化瘀类中药2~3周，到月经来前停用。有些顽固病例，可同时用皮质类固醇，如地塞米松，每次0.75mg（1片），每日3次，服7日，从月经来的第1日开始服用，至停药时恰好可以做通液手术。

中药的活血化瘀基本方剂为：丹参、赤芍各15g，桃仁6g，红花4g，甘草3g；较顽固病例加用三棱10g、莪术10g或穿山甲6g。

部分中药的药理如下：

红花：辛、温，活血通经，消肿止痛。能扩张血管，有抗血栓形成的作用。小剂量可使子宫张力增强或产生节律性收缩，大剂量则使收缩力加强，甚至产生痉挛。

三棱：辛、苦、平，主治症瘕痞块、血液瘀滞。能抑制血栓形成，降低全血黏度，改善微循环，增加血流速度，改善组织营养，促进病变恢复。

莪术：辛、苦、温，破血散结，行血止痛。能增加血流量，使血管阻力减小。

穿山甲：咸、微寒，活血通经，下乳，消肿排脓。

3. 基础体温测量

现在人们习惯了快节奏的生活方式，已较少使用基础体温测量方法。然而，基础体温测量仍有一定的价值。

基础体温表可显示出排卵前和排卵后体温的差异。排卵后体温逐渐上升，这是黄体酮的作用。实际上，病人有可能在最低体温出现当天的早晨之前就已经排卵了。如果最低体温的日期能确定，应加上此日期的前后一日，连续三日夫妻同房，这样妊娠的机会就会大为增加。有些病人仅仅用这个办法就获得了妊娠。

基础体温还可以反映黄体功能是否正常。卵泡期与黄体期的体温应相差0.3℃或以上。黄体期体温应比较平稳，没有明显波动，否则黄体功能不足，即所谓的黄体期缺陷。分泌期子宫内膜不够成熟，可导致精子着床后流产，或根本不能着床。治

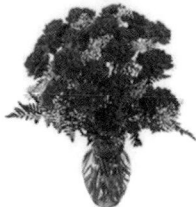

疗方法：肌注 HCG 2 000IU，每日 1 次，共 5 日，随后可隔日肌注 1 次至体温稳定；也可以直接补充黄体酮，肌注 20mg，隔日 1 次。

4. 高催乳素血症

一般认为，血液中催乳素水平高于 30ng/mL时，应视为高催乳素血症。催乳素（PRL）由脑垂体分泌，过多时会抑制垂体促性腺激素的分泌而引起不排卵，导致不孕；如伴有闭经，则称为"闭经溢乳综合征"。

过高的催乳素直接作用于乳腺细胞催乳素受体，可刺激乳汁生成及分泌，患者会感觉乳液自然溢出，把内衣染湿，但多数须通过检查才能发现。检查者须将手指按在乳房底部左右两侧，轻轻地向乳头方向边移边挤压，反复一两次；再用同样的方法，在乳房底部上下方向操作，往往能挤出乳汁。有泌乳者，其催乳素水平多数较高；但高催乳素者是否出现泌乳，则与生物活性较低的分子催乳素所占的比例及乳腺细胞对催乳素的敏感度有关。一方面，有临床上泌乳但催乳素水平正常的情况；另一方面，没有泌乳的也有催乳素水平高的情况。如有泌乳，第一次检查催乳素水平正常时，可隔数日再检查，有时第二次检查即可发现催乳素水平增高。如患者有垂体腺瘤，其催乳素水平可能特别高，此时应进一步做脑部电子计算机断层扫描（CT）或核磁共振（MRI）进行分析。

高催乳素血症通常用溴隐亭治疗，每日 1.25 ~ 2.5mg，一般很少用至 5mg/日。但如果是垂体腺瘤，则最少用 5mg/日。若是特发性高催乳素血症，一般用 3 个月。应定期检查催乳素水平，同时用基础体温测量法观察排卵。催乳素水平正常后，排卵恢复，乳房泌乳停止或大为减少。如为垂体腺瘤，应定期做影像学检查。溴隐亭的服用应持续较长时间。

在治疗的过程中如获得妊娠，可停止服用溴隐亭。至今，经此法治疗后所产出的胎儿未见有畸形。

以上关于不孕症的多方面阐述提示内分泌的不平衡是一个重要原因，而性激素的不平衡则是主要因素之一。有些病人的临床表现会引导医生考虑是

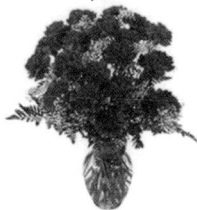

否雄性激素过多，如病人体毛较为旺盛，有男性倾向，阴蒂发育较为明显等。虽然很多时候检查显示雄性激素在正常范围内，但临床上这部分人可能很难怀孕，或妊娠后容易流产。医生对这种现象应有所警惕，并给予适当的帮助或治疗。这类病人对外部刺激很敏感，需要充分的休息，或远离刺激环境直至分娩。

病例介绍

病人 L，29 岁，结婚两年，不孕，于 1977 年 12 月 17 日就诊。病人毛发旺盛始于 20 岁，24 岁后上唇、下颏均长胡须。月经 5 ~ 6 个月一次。妇检：子宫偏小。阴道涂片：激情素（性激素）水平轻度低落。

1973 年检测 17 - 酮类固醇，只轻微高于正常。1978 年诊刮，病理报告：增值期子宫内膜，内膜层薄。同年注射黄体酮见基础体温为双相。

1978 年 7 月用泼尼松治疗，基础体温呈双相，黄体期 13 天。采用排卵后口服小剂量安宫黄体酮的治疗方法，病人得以受孕，于 1980 年 10 月顺产一婴。

高催乳素会引起闭经，而此病例的闭经则是个体对本身轻微升高的雄性激素的高度敏感所致。性激素的不平衡只要不是太严重，经过治疗后，不但能恢复有规律的月经，还可以排卵甚至妊娠。

5. 子宫内膜异位症

在患子宫内膜异位症的病人中，不孕症的发病率为30% ~50%。

异位的子宫内膜容易引起盆腔器官的粘连，干扰输卵管对受精卵的输送，也会影响卵巢的分泌功能和排卵功能。

临床上，如有痛经，而双合诊又能摸到子宫骶韧带痛性结节，则基本上可以确定是子宫内膜异位症。如侵犯卵巢，则可扪及附件包块，固定，并有触痛。如要完全确诊，须做腹腔镜检查或做剖腹手术，并取组织进行病理诊断。

对不孕症患者的治疗首选孕激素假孕疗法，有些病人在开始用小剂量时就能怀孕。药物可选安宫黄体酮，开始时每日4mg，以后每周逐渐加大剂量

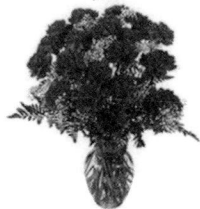

至病人能接受而又能维持闭经的程度。

如病人无意生育，可选达那唑，每日 600mg；如仍不能实现闭经，可增至每日 800mg。

不论用何种药物治疗，能实现闭经才有效。闭经时间最少 3 个月，一般 3～4 个月的闭经足以使病灶完全退化，但有时需要 6 个月。当病人痊愈后，结节明显缩小，成为一个小纤维硬结，触之无痛感。较长时间之后，纤维化组织可被吸收。

除达那唑之外，也可用内美通，但后者似乎突破性出血的情况稍多，不知是否与它是间断性服用的药物有关。

6. 宫颈炎

宫颈炎是一种妇科常见病，严重的宫颈炎可导致不孕。

笔者曾接诊过一位患重度宫颈糜烂的病人，其宫颈糜烂面远超过 2/3，几乎接近全面积。笔者用重铬酸钾液涂擦其患部，之后用干棉签将残留的药液吸去，以免灼伤其他部位。每月月经干净后上药，每月1次。不用电熨、冷冻及激光治疗是为了避免形成过度的纤维组织，影响以后的怀孕与分娩。

经过数月的治疗后，病人宫颈糜烂痊愈，不久便怀孕。

此种情况，除用重铬酸钾液外，也可用10%硝酸银液，每月上药2次。硝酸银的强度不如重铬酸钾，用于轻、中度宫颈糜烂较为合适。

7. 输卵管妊娠手术后

现在腹腔镜的使用比较普遍，大医院常用它治疗输卵管妊娠。若患者未曾生育，多采取保守性手术，如输卵管造口引流、输卵管切开、伞端挤出等。但保留下来的输卵管很容易粘连、堵塞，因此，术后必须做输卵管通液术以保证其畅通。手术一周后应该做一次输卵管通液术，以后在月经干净至排卵期之间再做两次。第一次通液后，阴道会有少量出血，持续1~2日，血止后即可再做。

有时输卵管的堵塞比较顽固，可在中药基本方

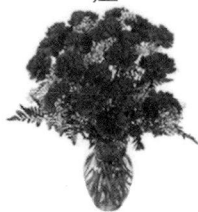

剂里加三棱、莪术或穿山甲，以加强其去纤维化作用。

在用中药的同时，也可加服地塞米松，以加强软化组织的作用。可服 3 周，第 1 周每次 0.75mg，每日 3 次，第 2 周减为每日 2 次，第 3 周减为每日 1 次。停药后做通液术。

在 20 世纪 80 年代初期，常用附件切除术来处理宫外孕，手术后病人就只剩下一侧附件了。但只要此侧附件是正常的，一般都能怀孕。余下的正常卵巢，体积会有代偿性增大，其增大程度甚至会引起一侧盆腔下坠的不适感。此外，还会有功能和心理的代偿性，个别病人反映性欲比过去强。但如果剩下的一侧输卵管也不畅通，情况就很严重，必须认真对待。

第六章 人工流产

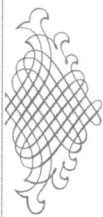

　　人工流产在我国较普遍。采用负压吸宫术做人工流产，病人痛苦小、出血少，手术时间短，操作简便，因此使用较为普遍。也正因为这样，不少人不重视避孕，把人工流产当成一种很随便的节育手段，往往造成不良后果。有一病人曾做过三次人工流产，后来想要孩子的时候，输卵管却不通，使用多种治疗方法均无效，最后只能采用试管婴儿的方法，但也没有结果。

　　一般来说，在妊娠 10 周之内，宜采用负压吸宫术做人工流产；在 10 ~ 14 周之间，宜采用钳刮术。

在做负压吸宫时，一个很重要的问题是要预防子宫穿孔。若病人是一个早孕的哺乳期妇女，其哺乳期子宫本来就已偏小，宫壁变薄，再加上怀孕，使得宫壁更薄、更软。若不注意，子宫探针很容易把子宫穿通。

1. 如何避免子宫穿孔

要避免子宫穿孔，首先术前要清楚地检查子宫的位置与大小。如果把弯度向后的探针推进一个前倾前屈的子宫，必然会导致后壁穿孔。双合诊检查时，子宫的大小会有清楚的轮廓，术者心中也应该预计探针进入的适宜深度，探针的进入绝不能过多地超出此预计。

其次，手握探针的力度非常重要。子宫壁很薄，又高度充血，几乎可以说是没有抵抗力的。所以，探针只能轻轻地放在手上，不能用力握。这样，只要探针稍微碰到阻碍，术者就能感觉到。如此重复一两次后就可以确认。

钳刮术是负压吸宫和钳刮的结合。首先用负压吸破胎膜，把羊水吸干，可防止羊水栓塞的发生。在用卵圆钳钳夹之前，注射 10 单位催产素，有利于胎盘与子宫壁分离，这样卵圆钳就比较容易把胎盘夹出，避免把组织钳碎。卵圆钳开始钳着一部分胎盘，稍往下牵拉，然后放开钳子再夹一部分，可以一点点地将大部分甚至全部胎盘一次夹出。夹出的胚胎和胎盘一定要重新拼凑起来，看看是否完整。如有怀疑，应用吸管或刮匙清除残留物，防止钳刮不全。

2. 子宫穿孔的诊断与处理

（1）诊断。

用腹腔镜直接观察穿孔及其所处位置是准确性最高的方法。如不具备此条件，则应综合多方面的情况进行分析，例如：①术者持所用器械进入宫腔操作时，突感失去阻力，进入之深度与子宫大小不符，似没有底的感觉。②术中进行吸引或钳夹时，病人突然感觉牵扯样疼痛，并伴有恶心或呕吐症状。③吸出或夹出似大网膜的脂肪或其他非子宫组织。④术后病人腹痛，检查有腹壁紧张、压痛及反跳痛表现，或一段时间后，有失血性休克表现。

如未能即刻确诊，应让病人住院观察。

（2）处理。

发现或高度怀疑有穿孔时，应及时停止操作。如为探针穿孔，病人无自觉症状，而吸宫尚未进行，未有或只有很少阴道流血，可进行严密观察，给予抗生素预防感染，7～10日后待病人情况好转时，再予吸宫。如当时组织胚胎已清除干净，在观察时可加用宫缩剂。此种小穿孔多能自愈。

如为吸宫管或卵圆钳所引起的穿孔，应立即开腹探查。如当时宫腔仍留有部分胚胎组织，在开腹的同时，需由另一个人通过阴道吸净组织，术者则在直视下缝合子宫穿孔部位。术后给予抗生素防止感染。

如病人情况不太紧急，亦可用腹腔镜探查，并对穿孔进行缝合。

人工流产后的阴道出血，一般5日左右便停止。如5日后出血仍不止，可给予抗生素、宫缩剂及少量雌激素以促进其子宫内膜的修复。

也可考虑用中药，包括清热解毒药、活血药、补气药及止血药。方剂如下：白花蛇舌草、金银花各 10g，丹参 6g，陈皮 3g，白术 6g，益母草 6g，艾叶 6g，仙鹤草 6g。

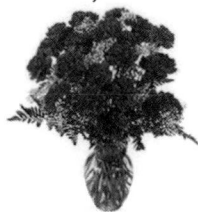

第七章 产程观察

1. 第一产程

（1）注意产妇用力情况。

产妇不应在第一产程时用力。当胎头降至盆腔下部时，会压迫组织，产生一种反射使产妇想用力。此时用力对分娩不会有帮助，反而会不适时地扩张宫颈，使宫颈撕裂。过早用力会使产妇疲倦，影响第二产程。所以，医生应让她打消用力的想法，嘱其做深呼吸，引导其转入休息状态，分散其注意力。

另外，有些经产妇对宫缩很不敏感，有时在毫无征兆的情况下，宫颈已开至 4cm 或 5cm，胎头已降至 +1 水平。宫缩可能突然增强，宫颈极速开全，随之就是胎儿的娩出。因为产妇貌似平静，接产者短暂离开，但回来时则听见婴儿哭声。若产妇所睡的产床在臀部以下没有另一截平台，婴儿可能会坠落于污物桶内。所以，接产者绝不能对经产妇的分娩掉以轻心。

在第一产程，产妇如有紧张与烦躁的情况，可给予镇静剂。常用的是肌注非那根 25mg 或杜冷丁 50mg；根据情况，可以两药混合注射。

（2）肛门检查。

肛门检查（简称肛查）是了解宫口开大程度与胎头下降程度的方法。一般认为，潜在期可 2 小时查一次，活跃期 1 小时查一次，过于频繁的检查会导致产后会阴部感染。肛查的误诊时有发生，如宫口未开的宫颈远躲在一侧时，检查者误以为已开至若干厘米，但产妇的反应及再一次仔细的检查会使检查者得出一个正确的诊断。

（3）阴道检查。

正常分娩的过程并不需要阴道检查，因为有导致感染的潜在危险。当宫口已开，全面肛查尚不能使检查者清楚了解囟门和矢状缝的情况时，应做一次阴道检查。当宫口尚未开全而胎头的下降又比较缓慢时，应做一次阴道检查，包括盆骨的内测量，以估计入盆的可能性。但是现在这种检查已很少用了，因为阴道分娩危险性大，而剖宫产比较安全。

（4）胎头跨耻征。

骨盆狭窄时，胎头浮动，不能入盆，触之，觉跨在耻骨联合之上，为胎头跨耻征。长期以来，它都被视为骨盆狭窄的标志性体征，实际上并不是绝对的。如胎膜未破，胎儿一侧肩部上移，胎头被抬高时，也会明显高出于耻骨联合。但胎膜破后，胎头会迅速入盆，因此，骨盆是否狭窄，必须待胎膜破后，认真观察才能断定。（见图5、图6）

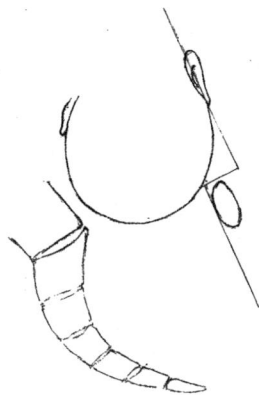

图 5　骨盆狭窄导致胎头跨出耻骨联合

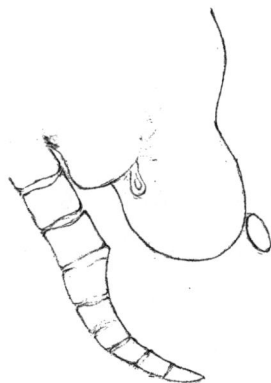

图 6　肩部移位可致胎头跨出耻骨联合

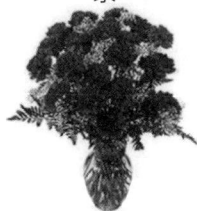

2. 第二产程

（1）注意胎头下降程度及胎心率。

第二产程通常需要 2 小时。在宫颈开全后半小时至 1 小时，应注意胎头的下降程度。若徘徊在 0 或 +1 水平，应找出其停滞不前的原因，如产妇是否用力不足、胎头位置是否有问题等。

胎心率的观察也很重要，尤其是其与宫缩的关系。如有晚期减速或不规则，应考虑及早结束分娩。

（2）指导产妇用力。

若胎头下降缓慢是由于产妇用力不足，则应指导其正确用力。产妇应把力量集中于下腹、会阴与肛门部位，而不是置于胸部或咽喉。产妇足部应抵着脚踏处，双手紧握扶手棒，用力前深吸一口气，用力后应放松休息，以准备下一次用力。

若胎头有轻度的仰伸，接产者应用手予以纠正。

如第二产程时间延长过久，应考虑用产钳或胎头吸引器。

3. 第三产程

如胎盘未按时排出而使阴道出血不止，应立即用手取出胎盘。

胎盘产出后，产妇要留在产房一小时以便观察。这是很重要的，因为这有利于产妇全部排出宫内残留物，医生还能及时处理一切产后的突发情况。

返回病区后，仍要对产妇多加观察。此时若发现产妇流血增多，应立即送其回产房检查和处理。个别患妊娠高血压综合征的病人有可能突然抽搐，这就需要及时采取有效措施来应对。

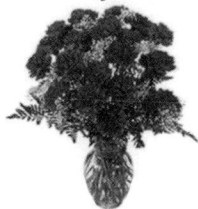

第八章

产钳术

1. 普通产钳

普通产钳又称标准产钳，其用处是夹住不能自行娩出的胎头并将其拉出。它有两个弯度，一是胎头弯度，以适应并夹住圆形的胎头；二是骨盆弯度，以适应盆腔，帮助娩出。

产钳的使用有一定的条件，即胎头要固定，并下降至 + 2 或以下水平，无头盆不称，宫口必须开全。胎儿必须是顶先露，术者必须清楚胎儿是枕前位、枕横位还是枕后位。这就要触摸前囟门（大囟门）及后囟门（小囟门）的位置和两者之间的颅缝。后囟门由枕骨及两侧各一块顶骨构成，因此为三角形；前囟门由两块顶骨与两块额骨构成，因此为四边形。两个囟门由矢状缝连接，矢状缝的两侧是顶骨。当产妇平卧时，若胎儿是枕前位，则后囟门在上，前囟门在下，矢状缝在中线位置，从上至下连接后囟门和前囟门。（见图7）

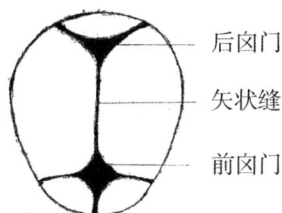

图7　胎儿前、后囟门及矢状缝（枕前位）

以枕前位为例，如胎儿头皮水肿严重，前后囟门摸不清楚，但如能清楚地摸到矢状缝为中间垂直位置，加上触摸耳郭及产妇腹部的检查，有胎背及胎心位置的支持，则仍可诊断为枕前位。

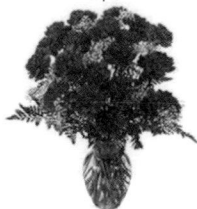

如摸到矢状缝为横向位置，而前、后囟门亦各在一侧，则胎位为枕横位。

如摸到矢状缝为中间位置，但前囟门在上，后囟门在下，则胎位为枕后位，胎儿耳郭及产妇腹部检查也应有支持。

胎位检查清楚后，先放入钳叶。以枕左前位为例：术者用右手置于胎头左侧，左手握钳柄，将钳叶顺着右手弯度轻轻放入，并缓慢地推进，直至钳叶全部进入，钳扣接近阴道口时便可。然后如法放入右钳叶。两钳叶放入后，不一定马上就能扣合。多数情况下，两钳叶的平面及前后位置须稍作调整才可以扣合。放好的钳叶应该在胎头两侧，矢状缝在两钳叶的中间线。（见图8、图9）

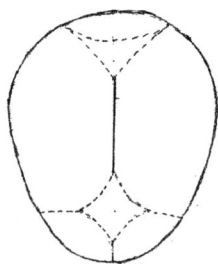

图8　囟门摸不清楚时，矢状缝或仍可摸清楚

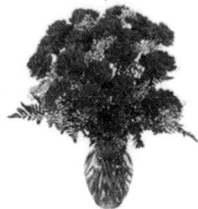

图9 矢状缝在两钳叶中间线时，产钳位置必定在胎头两侧

    牵拉产钳要顺着盆腔弯度，与宫缩同时进行。用力要持续均衡，不可用强力。牵拉后，休息片刻，然后再进行下一次牵拉。会阴部侧切是必须的，而且要够大，要避免切口撕裂。

    胎头的枕部多数位于前偏左或偏右方。在置入产钳时，应遵循置于胎头两侧的原则，扣合钳扣（有时大部分扣合即可），不可用强力。在牵拉的同时，胎头会旋转至较正中的位置。

    在准备施行产钳术时，最好叮嘱病人再多加用力。因为胎头越低，对产钳牵拉越有利。有时在用力的过程中，胎儿就娩出了，从而避免了手术。

    胎头吸引器有时也能代替产钳。虽然它的牵拉力度不如产钳，且加大力度时往往会脱出，但胎头较低时，它仍不失为一件有效的工具。

2. Kielland 产钳

Kielland 产钳又称枕后位产钳。设计和制造它的目的是帮助枕后位的娩出。该产钳的特点是没有或只有极小的骨盆弯度。因为这个特点，它可以直接用产钳旋转胎头；而如果用普通产钳、旋转胎头，钳柄要转一个很大的弧圈，不易操作。（见图10、图11）

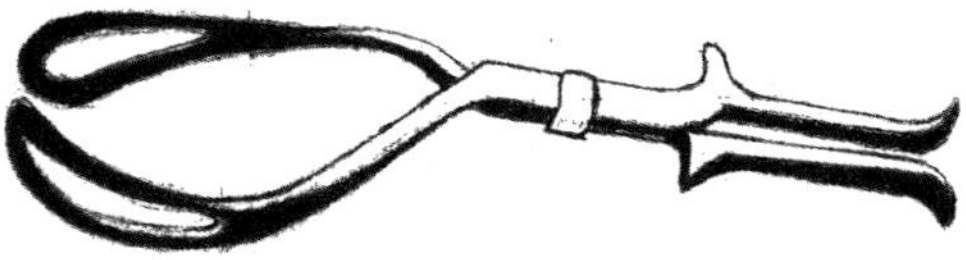

图 10　Kielland 产钳

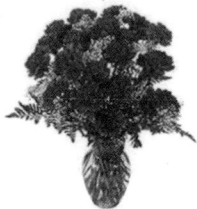

图 11　胎头从左枕横位转至枕前位

　　放置该产钳的方法，现已做了改进。以往是将钳叶弯曲部分反转放入，然后再反过来以适应胎头的弯度，这种方法现已不再采用。现在，仍按胎头弯度缓慢放入，并用手指予以调整。枕横位时，胎头往往稍微倾向一侧，即所谓前不均倾位和后不均倾位，这导致两钳叶进入的深度不一致，因钳扣为滑动钳扣，所以不影响其扣合。只要钳扣基本上能扣合，便可进行转动和牵拉。

　　在现代城市，熟识 Kielland 产钳使用方法的产科医生已不多。但也有个别医院把该产钳当普通产钳来用，其目的可能是使医生习惯它的使用方法，万一遇到枕后位时能轻松应付。

中华人民共和国成立初期，产科专家刘本立著有《产钳术》一书，该书图文并茂，对从业者很有帮助，笔者亦从其中获益匪浅。

3. 胎头吸引器

胎头吸引器的应用应注意以下事项：

（1）胎头吸引器用于宫缩无力、第二产程延长的情况。胎头应下降至比较低的位置，如＋4或以下。其相当于低位产钳及出口产钳。

（2）放置吸引器最重要的一点是确保阴道壁没有被吸入。所以，在放置时要用手指在吸引器的边缘摸一周，拨开阴道壁。在已抽有一定的负压后，再检查一遍，然后再吸抽负压。检查时一定要稳定吸引器，否则检查一侧时，另一侧松动，阴道壁又有可能滑入吸引器内。

（3）牵引应与宫缩同时进行。术者握住胎头吸引器，先稍向下牵引，待胎头着冠后，力量逐渐转向上。在牵引过程中，胎头枕部转至正前位，矢状缝也转而处于骨盆的中线。宫缩间歇时，牵引也应暂停。牵引时的力量，应尽量与吸引器的中轴吻合。若偏离中轴，力量过于偏侧，可能使吸引器脱离，导致手术失败。

（4）胎头娩出后，应及时放开钳夹胶管的止血钳，使负压消失。胎儿头皮的水肿会在 2～3 日内消失；如有血肿，也会在一个月内被吸收而平复。

第九章

臀位牵引术

臀位是常见的异常胎位，其围产期死亡率比头位高出 5.5 倍，所以目前业界普遍认为剖宫产对臀位新生儿比较安全。但总会有一些情况要求从阴道分娩，例如产妇不愿意剖宫产、产妇急诊到医院时胎足已露出阴道，或产妇处在经济落后地区无剖宫产手术条件等。

臀位可分为：①全臀位：先露为臀和双足。②单臀位：先露为臀。③不全臀位：先露为一足或双足、一膝或双膝。

臀位牵引术是助产者用手牵引的操作，目的是帮助胎儿娩出。只有很少的情况下，胎儿可以完全自然娩出。

　　施行臀位牵引术要注意三个方面：

　　（1）让子宫颈口和阴道扩张到最大限度。

　　臀位分娩时，胎儿娩出困难是因为子宫颈口和阴道扩张不够充分。为了克服此困难，现在很多助产者用的方法是在宫缩时用手掌加上一块折叠布巾堵住阴道口，不让胎儿足部和臀部过快地娩出。这样做可使子宫颈口和阴道有更多时间逐渐扩张，使先露部下降尽量低，阴道尽量得到扩张。

　　（2）解脱上举胎臂，避免骨折。

　　在胎儿下降时，胎儿上肢伸直至头部两侧，会使肩部更宽，不利于娩出。助产者要在宫缩间歇，将食、中两指伸向胎儿肘窝，钩住并压向躯体，再将手指伸向前臂，使之贴着躯体，慢慢滑下。用同样手法解脱另一上肢。胎儿双臂贴着躯体是很有必要的，因为如果上肢横着向外，遇到阻碍时，会造成胎儿骨或关节的损伤。（见图12）

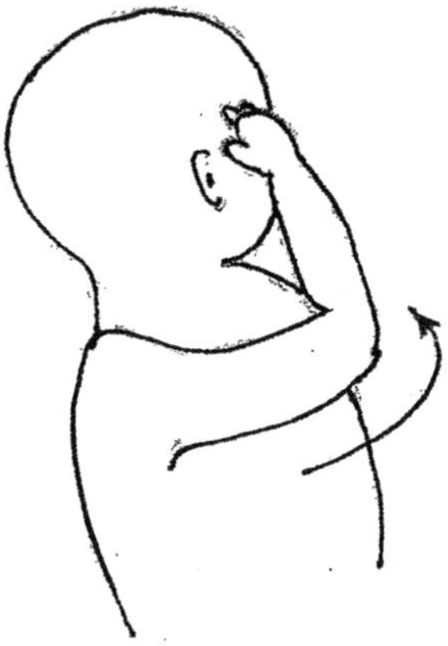

图 12　将上肢紧贴着胎儿躯体

（3）后出胎头的娩出。

助产者用一手的食指钩住胎儿的口腔，另一手的食指、中指在胎儿颈部两侧钩住胎肩，使胎头俯屈。也可令一助手在腹壁耻骨联合上方向下推压胎头，帮助胎头弯曲和下降。如阴道扩张充分，加上较深的会阴侧切，胎头娩出一般不会有困难。

在特殊情况下，可用产钳助产，娩出胎头。专门为后出胎头设计的产钳称 Piper 产钳（见图 13）。其钳叶与钳柄的连接部分特别长，并向下弯，以适应在上的胎儿躯体。若没有此产钳，也可用普通产

钳或枕后位产钳。此时助手应将胎儿躯体包裹向上
提，使其尽量不妨碍操作。

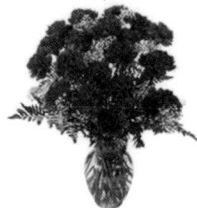

图 13　Piper 产钳

第十章 会阴侧切与缝合术

　　会阴侧切多用于两种情况：一是初产妇，分娩时胎头将要娩出。此时会阴部会绷得很紧，即使用手仔细保护，也难免撕裂，造成不规则的裂口，甚至可能延伸至肛门和直肠，增加了缝合的困难。此时，做一个45°角的会阴侧切实为最佳选择。二是施行助产手术的情况，在施产钳术或臀位牵引术之前，应做会阴侧切，以便操作及帮助胎头娩出。

　　会阴侧切前一般应进行局部麻醉，但有时在胎头即将娩出之际，及时用手术剪迅速剪开一个不太深的切口也是可以的。此时会阴局部已被胎头压迫而麻木，产妇基本上没有痛的感觉。剪开后，胎头立即娩出。

侧切口的缝合是需要一点技巧的。要知道，切开的是一片厚薄不均匀的组织，创口的外侧厚、近中线的内侧薄，所以，缝合较厚的外侧时，缝针要多带一些组织，而内侧则少带一些。必须肌肉对肌肉、皮下组织对皮下组织缝合，最后愈合才牢固。

缝合的次序是先用肠线缝合阴道黏膜，从里向外，至接近处女膜处停止，间断或连续缝合均可。黏膜缝好后，创口的空隙就像一个帐篷，上尖下宽。此时，从阴道中用食指在切口尖端处向外拨，要能看见黏膜下的最深处，然后从该处开始用丝线间断缝合切口，从最深处至表面，可能要缝两层，甚至在最厚处缝三层，但缝线不要过密、过紧，否则影响血液供应。皮肤用丝线间断缝合。处女膜处最好用丝线缝，便于以后拆线。用羊肠线可能导致纤维组织反应而形成小硬结，以后此处的摩擦会产生疼痛。皮肤也可以用细羊肠线做不拆线缝合。

会阴侧切拆线时，如伤口裂开，则宣告缝合失

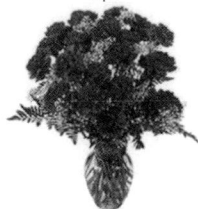

败，病人将要经受再次缝合的痛苦。此时应注意，第二次缝合必须成功。缝合失败的原因有多种，除感染之外，伤口对合不好、恶露流入伤口内都可能导致愈合不良。

最好在伤口裂开后 7 日左右进行第二次缝合。因为时间越长，纤维组织增生越多，伤口越硬，血供应也越少，更不利于愈合。缝合前 7 日，应每日用过锰酸钾液或生理盐水清洗两次，在缝合前见到新鲜肉芽组织为好。缝合时应先将表面硬的结缔组织切除，将新鲜的、软的组织对合，这样愈合的机会较大。

在术前 3 日，静滴广谱抗生素，把伤口菌丛减到最低限度。术后继续用数日。术前清洁灌肠一次，不要让病人在术后次日就大便。术后数日可每日服杜密克液（乳果糖），以软化大便，防止便秘。

第十一章 剖宫产术的胎头娩出

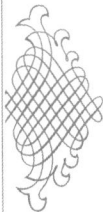

　　胎头娩出是剖宫产术中最重要的一环。国外在开展下段剖宫产术的早期，曾采用短柄产钳娩出胎头，后改用单叶产钳。之后，国内有人又改良用体积较小、适应胎头弯度的金属器械，现在简化到用一块压肠板就可以。不过，不少术者仍使用手来辅助娩出胎头，笔者也认为用手较好。虽然手比压肠板体积要大，但手是无创的，而且灵活、有感觉，稍微着力就可以使胎头弯曲而带出来。不论用何种方法，当术者已完全熟练掌握它时，都可以达到好的效果。

　　胎头娩出的容易与否与子宫下段切口有关。现在一般都采用横切口，切口应施于胎头最大直径线上。切开后，两旁的肌肉向各自一方收缩而使切口分开，用手托住胎头的最下方就可以顺利地使胎头娩出。切口位置过高或过低，都会造成娩出困难。如切口过低，胎头被切口上部挡住，不能仰伸娩出。若情况紧急，可在切口上部正中再剪开数厘米，以便胎头娩出。这就形成了一个丁字形的切口，缝合时应注意两切口的交叉点，此处缝线不能过密、过紧，否则会引起宫肌缺血坏死，影响愈合。如切口过高，胎头好像变得下陷很深，即便手用力也不容易托至足够的高度。如手术前对胎头的低陷已有所估计，应安排一助手将阴道消毒，手术中由助手从阴道将胎头推上，以利于娩出。（见图14）

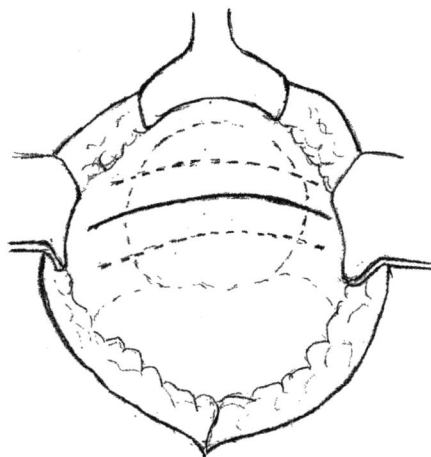

图 14　下段切口在胎头最大直径线上

（虚线为过高或过低的切口位置）

20世纪70年代，国外有不少关于剖宫产术子宫下段横切口与直切口优缺点对比的讨论。笔者认为，横切口比较合乎生理性，出血较少，愈合也较好。直切口也有其优点，主要是在胎头下降度不太够时容易取出胎头；不足之处是上段可能要切开子宫体部 1～2cm 才能达到 12cm 的长度。如果第二次分娩与第一次相距三年以上，此时伤口已愈合牢固，分娩一般不会受影响。

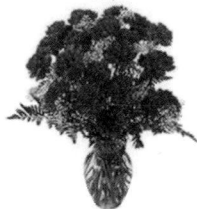

关于腹膜外剖宫产术，国内有不少医院在做。其优点是不用打开腹腔，减少了感染机会，对病人干扰少，病人术后恢复快；不足之处是手术操作有一定的复杂性，暴露范围也较窄，故而目前仍未被大多数医院采用。

第十二章 分娩期子宫颈口狭窄

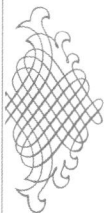

分娩期子宫颈口狭窄，指子宫颈外口不扩张，主要是由该处组织坚韧所致，多发生于初产妇。

1954年，笔者所工作的医院里有一名护士初产，经过近一天的分娩仍未成功娩出。检查发现其子宫颈口开约3cm，已破膜，胎头被子宫颈像帽子一样紧紧包着；先露已很低，下降程度为＋4，枕前位，胎心音正常。产妇一般情况好，只是第一产程长，产妇显得很疲乏。

笔者当即施行子宫颈切开术。先做会阴侧切，然后用阴道拉钩充分暴露子宫颈，将子宫颈从 2 点方向、6 点方向、10 点方向处剪开。在此三处剪开，是因为局部血管较少，能避开在子宫颈两侧的子宫动脉。在下剪处先用两把直长止血钳夹着子宫颈，在两钳之间剪开，一直剪到阴道穹隆部。切口不能过短，因为到阴道穹隆部才能获得子宫颈口扩张的最大径度。剪开一处后，不要立即取出止血钳，要保持止血，待最后把止血钳放开取出时，切口基本上已不流血。子宫颈剪开后，嘱产妇再用力一点，让胎头下降至尽可能低的位置，而子宫颈也可以逐渐回缩至胎头最大直径的后方。摸清胎头的位置后，置入低位产钳，不需用太大力便可将胎头娩出。娩出后，立即检查子宫颈，发现切口出血不多，再用两把止血钳各夹住一侧伤口，用羊肠线间断缝合。用同样的方法，依次缝合其余两处切口。（见图15）

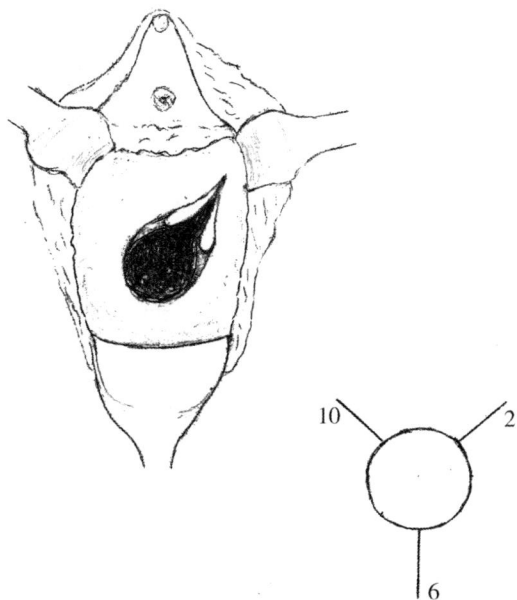

图 15 将子宫颈从 2 点方向、6 点方向、10 点方向处剪开

数日后复诊时，产妇子宫颈愈合良好。多年后，该产妇又分娩过两胎，均为顺产。

此后，笔者遇到过同样的病例，也采取同样的方法处理，过程顺利，产妇之后的分娩都很正常。

使用子宫颈切开术应注意两点：第一，切口一定要够长，一定要剪到穹隆顶部。如不够长，会引

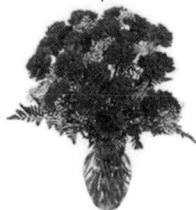

起撕裂而导致大出血。第二，胎头越低越好。因为胎头低，产钳助产容易，娩出前又能发挥压迫止血的作用。

此方法来源于格林希尔主编的《DeLee 产科学理论与实践》。该书插图非常清晰，手术步骤分明，对笔者帮助很大。中华人民共和国成立前后，广州有一家书店名叫"龙门书店"，除售中文书外，也卖一些英文原版书。笔者就是在那里买到这本书的。它的内容丰富，使笔者获益匪浅。

第十三章 内倒转术

在现代城市和有条件做产前检查的地方，基本上都不需要做内倒转术，需要做这种手术的多数是在偏远地区或农村发生的忽略性横位。术者将一只手放入子宫内，另一只手放在腹壁，互相配合操作，将胎头及脱出来的上肢推向上，转而牵拉胎儿足部，使胎儿下肢及躯干先娩出，胎头最后娩出。

有时产妇到医院时，胎儿的一只手已出现在阴道，胎心音多数听不到，子宫可能将要破裂或已经破裂，产妇生命垂危。此时应立即将胎儿脱出的上肢消毒，在对产妇进行了全麻的情况下将胎儿送回宫腔，再将胎头及肩部推向上，在腹壁外另一手的配合下，抓住胎儿一足或两足，缓慢地向下牵引。此时，多数情况下宫口已全开，胎儿躯干及胎头的娩出无太大困难。在内倒转过程中，横卧的胎儿径度大，可能导致子宫下段破裂。为了避免此种情况发生，可嘱一助手在产妇下腹部两侧用手掌轻轻压住，保护子宫下段的宫壁，使其在倒转时不被撑破。因为如果不是头先露，宫口未得到最充分的扩张，后出的胎头只有通过缓慢而间歇的牵引和足够的麻醉才能娩出。

胎儿娩出后，应立即伸手入宫腔，检查有无子宫破裂。手术时，产妇应全身麻醉。一般可静脉给药，不但见效快，产妇术后苏醒也快。除处理横位外，边缘性前置胎盘出血时，为了迅速止血，也可用内倒转术将胎儿臀部拉下，压迫止血。最后胎儿以臀位娩出。

第十四章 膀胱阴道瘘修补术的要点

1. 术前软化组织

膀胱阴道瘘病人多是患病一段时间后才来就医，此时病变组织已因纤维化而变硬，如不将组织软化，则很难进行分离及缝合，而且变脆了的组织还很容易被缝线切割开。

术者应在手术前 7～10 日让病人服用雌激素，如己烯雌酚，每日 1mg。此类病人多数有闭经或2～

3 个月来一次月经的症状，雌激素水平较低。手术后仍要继续用药 10 ~ 14 日，加快组织愈合速度，同时也避免撤退性出血来得太早，影响组织愈合。

另外，术前也要用皮质激素，如地塞米松 0.75mg，每日 2 次，共 7 日。术后停药，否则会影响伤口愈合。

2. 手术时病人的体位

手术时，病人应采取膝胸卧位或俯卧位。如此，术者才能从上而下清楚地看见瘘孔并进行操作。阴道后壁可用单叶阴道拉钩拉开。

3. 阴道壁与膀胱壁的分离

组织软化后，阴道壁与膀胱壁就比较容易分离。在阴道黏膜下注入少许生理盐水有助于分离的进行。分离时应注意两者的完整性，不能把阴道壁或膀胱壁撕破、撕裂或穿通；纤维组织不要切除太多。分离后的阴道壁不能太薄，因为它要承受一定的张力，而厚一点则可以保留更多的血管，对生长愈合有利。

4. 相反的缝合走向

膀胱壁与阴道壁的缝合走向应该是不同的，一般是膀胱壁横向缝合，阴道壁纵向缝合。两者方向不同是为了尽量避免尿液流至阴道，并使膀胱与阴道壁更好地黏合与生长。膀胱壁用间断褥式羊肠线缝合，阴道壁用丝线间断缝合。

缝合时应注意靠近尿道口的括约肌是否完好，如括约肌受破坏，应予缝合收紧。若括约肌过于松弛，会造成手术后的尿失禁。

5. 术后注意点

（1）保持俯卧体位。此体位有利于尿液从导尿管流出。尿液较多而膀胱膨胀时，尿不容易从缝合口流至阴道。

（2）保持导尿管畅通，这是术后的关键问题。

在护理上要随时警惕，因为如果尿液流不出，膀胱充胀，压力增大，尿液就会从缝合口溢出，影响伤口愈合，甚至可能造成修补术的失败。笔者和护理人员把装胶布的长硬纸筒放在床上，让橡胶尿管在筒内通过，避免挤压导尿管，保证其畅通。病人采取俯卧体位虽然不太舒服，但为了手术成功，一般还是能够接受的。

病例介绍

病人 Y，42 岁，于 1975 年 4 月 4 日入院，主诉为 13 年前膀胱被接产者的手术剪在对死胎进行穿颅的过程中弄伤。此后，她小便失禁，不能穿裤子，只能以一块布包裹腰部及下身。她在所睡的木床上挖了一个大洞，以便尿液从那里滴下。她已经完全丧失劳动能力。

体检：一般情况无特殊，臀部及外阴皮肤有湿疹。

妇检：宫颈左侧有一巨大膀胱阴道瘘孔。（见图 16）

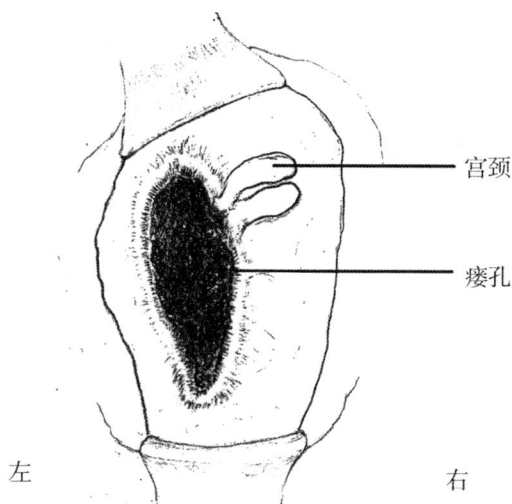

右 · 宫颈

· 瘘孔

左　　　　　　　　　　　　右

图 16　巨大膀胱阴道瘘孔

　　手术前 7 日，病人口服己烯雌酚 1mg，每日一次；泼尼松 5mg，每日 3 次。

　　4 月 12 日上午 10 时 10 分，在连续腰麻下进行手术。病人取左侧俯卧位，暴露后发现瘘孔在阴道前壁之左侧，其边缘与撕裂之宫颈的左侧相连，在深处达左穹隆之顶部，瘘孔长 5cm、宽 3cm。膀胱黏膜从瘘孔翻出，呈鲜红色。用手术刀将瘘孔边缘的阴道黏膜与膀胱壁分离。前部的分离面深度有

1.5cm，在宫颈旁及穹隆顶部则只有 0.2～0.4cm。宫颈旁疤痕组织较多。膀胱黏膜的缝合，第一层用 000 号肠线间断褥垫式缝合，第二层用 1 号丝线间断缝合，阴道黏膜用 7 号丝线缝合 13 针。全部缝合之后，膀胱内注液，压力加大时，穹隆顶部有少量液体流出；压力小时，则无液体流出。放置一根粗的保留导尿管。

手术后静注四环素，每日 1g，共 3 天。另肌注青霉素、链霉素共 19 天（术前用 3 天）。术后服乙底酚 28 天。每天用 1‰呋喃西林液 5mL 注入膀胱一次，7 天后改为 2 次。手术后第 10 天，因阴道流脓性分泌物，又静注四环素 3 天。

手术后 3～4 天，每日漏尿仍多，而从导尿管引出之尿液，每日约 800mL，以后漏尿逐渐减少。

5 月 10 日，拔出保留导尿管，此前导尿管经常脱出，共保留 28 天。在拔出导尿管前 2 天，仍有少量尿液从缝合口通过阴道渗出。但拔出后，病人即能自解小便，以后无尿液渗出。注亚甲蓝液入膀胱，最后确证无漏尿。

5 月 15 日，检查：阴道缝合口处无炎症，阴道黏膜已愈合，左侧宫颈旁穹隆顶部呈凹陷小窝状。缝线无脱落，间断拆线6针。现每晚解小便四五次，每次量少。

5月21日，余下的阴道黏膜丝线拆除，病人痊愈出院。

对于这例巨大膀胱阴道瘘孔的一次修补成功，笔者主要有以下体会：

（1）因瘘孔太大，结缔组织完全没有切除，但最后仍能缝合，说明术前用药软化组织的重要性和必要性。

（2）膀胱壁的分离大部分是足够的，有张力的只是穹隆顶部一小部分，术后漏尿即是从此处。

（3）采用了粗丝线张力缝合阴道黏膜。

（4）严密防止感染，加强抗生素的使用起到保证作用。

（5）用一根相当粗的导尿管（放置28天）以基本保证尿液畅流。

（6）嘱病人坚持俯卧，略偏右侧，同时设法防止尿管受压。

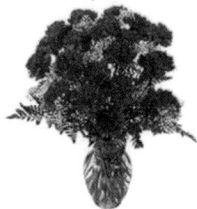

（7）术后发现漏尿，绝不要灰心，一定要坚持。事实证明，所有的措施能保证创口肉芽组织逐渐生长，而漏尿则逐渐减少，最后自行愈合。

（8）术后坚持较长时间服用乙底酚很有必要。

第十五章 子宫全切除术

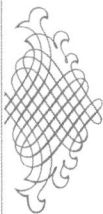

施行子宫全切除术，最重要的是避免输尿管损伤。输尿管进入膀胱前，经过其上方横过的子宫动脉，两者的交叉点距离子宫颈侧约2cm。（见图17）

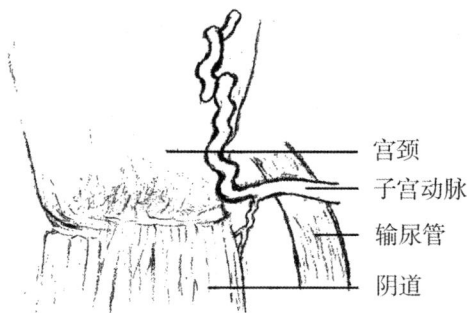

宫颈

子宫动脉

输尿管

阴道

图 17　右侧宫颈旁的子宫动脉与输尿管（后面观）

多年来，随着手术操作技术的发展，避免损伤输尿管的方法也基本成熟。以下介绍几种常用的、操作简易的方法及一些注意事项：

（1）放置输尿管导管。插入输尿管导管后，术者更容易摸到病人的输尿管。老一辈妇科专家有时使用这一方法，尤其是用于切除有严重粘连的较大的卵巢囊肿方面。

（2）发展膀胱侧窝。输尿管进入膀胱之处，周围存在结缔组织。由于盆腔狭窄，该处结缔组织少且疏松，术者可以在膀胱侧用食指轻轻地分次逐步插入，以扩大该处空隙。多次操作后，可形成膀胱侧窝。从这里可以看见或触摸到子宫动脉和输尿管。

（3）触摸输尿管走向，游离子宫动脉。输尿管在骨盆入口处跨过髂总动脉进入阔韧带底部，在横过的子宫动脉下经过，然后进入膀胱。将子宫动脉与输尿管分离并切断，使输尿管始终处于术者视线范围之内，就能避免损伤。

（4）紧贴宫颈侧肌层切断子宫动脉。此方法完全不触动子宫动脉与输尿管的交叉点，只求把子宫动脉切断，取出子宫。将夹住子宫动脉的血管钳紧紧地贴着子宫壁，另一把血管钳放置在其内侧，切断两把血管钳之间的子宫动脉。在此过程中，内侧的血管钳可能夹住少许宫颈肌纤维，这对手术及康复没有影响。重要的是，此处离输尿管较远，不会损伤输尿管。

（5）对巨大宫颈肌瘤，采用剜除肌瘤的办法。输尿管可能紧贴宫颈肌瘤，在肌瘤外操作容易损伤输尿管。但肌瘤可以剜除，剜除后，操作空间大大增加。此时，不仅子宫动脉清晰可见，输尿管和各种组织也更容易看见，操作更加方便。

此外，在手术前和手术后均要看清楚输尿管的

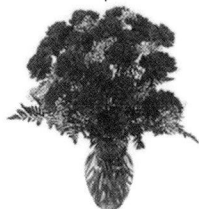

走向。输尿管有时会因为粘连而离开正常路径。手术前看清楚输尿管走向，是为了在切断子宫动脉时避开输尿管，以免造成损伤；手术后这样做，是为了弄清楚手术操作当中输尿管有无损伤，若有损伤，可即时弥补、修复。

病例介绍

病人 Z，30 岁，于 1967 年 6 月 4 日入院。主诉两年多来，月经量很多。

病人于 4 个月前在一所医院检查时被告知其腹部包块为子宫肌瘤。其结婚 7 年，曾分娩两胎。

体检：慢性病容，中下腹部脐下四指可触及一包块，质硬，不能移动。

妇检：子宫增至胎头大小，质硬，移动性很小，其右上方有突出包块。

6 月 9 日，剖腹发现该肿块实际上是发自宫颈上段及宫体下段之肌瘤，正常的子宫体在右侧。双侧输卵管正常；右卵巢稍大，有多囊性表现，左卵巢正常。行子宫全切除术。左宫旁间隙极其狭窄。子宫全部摘除后，跟踪左输尿管走向时，发现阴道残端左角比邻输尿管处有一缝针。将此缝线拆去，即见输尿管在距离膀胱连接处 2.5cm 被切断，断端有尿液流出。遂立即进行输尿管吻合术，用一根小儿导尿管支撑管腔，通过膀胱，开放于腹壁外，并连接胶管，收集尿液，同时通过尿道插入另一根导尿管。

在术后第 10 日，除去输尿管中的导尿管，病人恢复正常排尿。

6 月 21 日，病理学报告：子宫平滑肌瘤；慢性宫颈炎；慢性输卵管炎；卵巢黄体血肿。

6 月 28 日，病人出院。

此病例说明行子宫全切除术后常规检查输尿管是何等重要。此时发现的输尿管损伤，其修复一定能成功。此修补对当时的手术与病人手术后恢复的影响都是非常小的。

阴道式子宫全切除术极少有误伤输尿管的。这是因为手术时需要将子宫拉下，同时又将膀胱剥离并推上去，所以切断子宫动脉时能远离输尿管而不致损伤它。

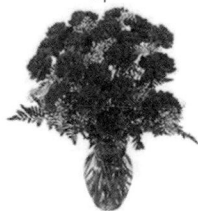

　　在进行宫颈癌根治术时，注意不要过度清除输尿管周围的结缔组织，因为输尿管下段的供血有部分来自周边组织的血管。输尿管缺血后，管壁可能坏死，不过一般范围不会很大。可能术后数日会因输尿管阴道瘘而漏尿。如瘘孔不大，多在3周内自行愈合，在愈合过程中，漏尿逐日减少。

　　手术中阴道残端切口的缝合主要是注意两侧角的子宫动脉分支，如缝合止血不彻底，术后可能出现阴道流血现象。此时如再进行阴道缝合止血，就有可能损伤输尿管。此处较好的缝合方法是8字形缝合，用此法均未见术后阴道出血。（见图18、图19）

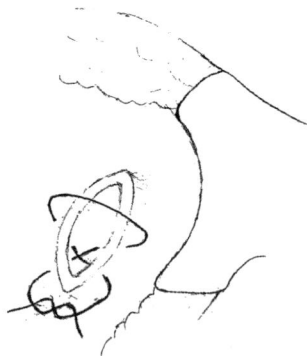

图18　8字形缝合阴道残端侧角

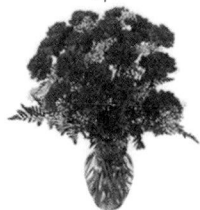

图 19　缝线打结后

　　以上重点讲述了如何避免在宫颈旁切断子宫动脉时损伤输尿管，但根据输尿管在盆腔的路径，在其他部位操作时也有可能对输尿管造成损伤。输尿管的路径是：在进入盆腔时，跨过髂总动脉的内、外髂动脉分开处稍下方的髂内动脉侧，然后沿着盆腔向内、向下行走，经过子宫骶韧带之外方，再向内于横过的子宫动脉下穿过，然后进入膀胱。

　　因此，其他可能损伤输尿管的操作有：

　　（1）当卵巢及输卵管与周围组织有粘连时，输尿管可能因被拉近而受到切割，或被缝针贯穿，或被缝线穿过拉伤，或在缝线结扎后被扭曲。

（2）钳夹主韧带。如主韧带出现渗血现象，为了止血，钳夹时可能伤及输尿管。

（3）钳夹子宫骶韧带。当有盆腔粘连时，子宫骶韧带与输尿管的距离可能被拉近，渗血时钳夹止血有可能损伤输尿管。（见图20）

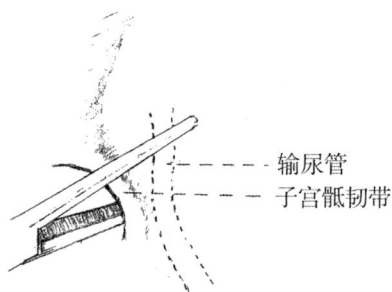

图20　输尿管拉近子宫骶韧带时可能受损

（4）进行后腹膜缝合时，如下针过深，输尿管可能因被缝而受损。另外，提夹腹膜时，注意不要夹住其他组织。（见图21）

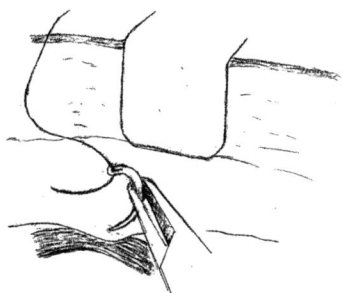

图21　后腹膜缝合时输尿管可能受损

当怀疑输尿管损伤，但又难以确定时，可以进行以下两项操作：

（1）观察输尿管的蠕动。如见到输尿管有蠕动，说明输尿管通畅且功能正常；如有破口，会看见尿液溢出至盆腔内。

（2）静脉注射胭脂红或亚甲蓝，观察有无红色或蓝色液体外漏。

其他可能被损伤的器官：

（1）肠管。①打开腹膜时，刀或钳子误切或误夹肠管；②分离粘连时损伤肠管；③切断子宫骶韧带或阴道壁时损伤肠管。前两种情况小肠受损的可能性大，后一种情况多数导致直肠受损。

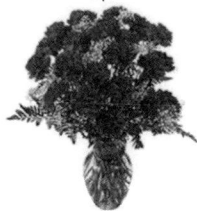

（2）血管。在施行宫颈或卵巢癌根治术时，因子宫、附件或肿物与血管紧密粘连，分离时可能导致血管损伤；在下推膀胱、钳夹主韧带或分离输尿管隧道时，容易损伤膀胱或宫颈侧静脉。

盆腔手术施行的困难多数来自粘连及渗血。严重的粘连可极大地改变器官的正常解剖关系；而广泛的渗血或较大血管的出血则可能使术者在视野未能完全清楚的情况下用止血钳止血，从而导致器官损伤。分离粘连时，应先易后难，锐性分离和钝性分离相结合。对于减少或防止出血，结扎髂内动脉不失为一种有效方法。但在结扎后不到一小时，可能形成侧支循环，就会有再出血的危险。因此，一定要加快速度完成所进行的手术。另一种有效方法是压迫下腹主动脉。可用一条橡皮管通过主动脉后面，在前面打结或双侧交叉拉紧。但阻断时间不能超过20分钟，否则会导致下肢及盆腔器官因缺血而坏死。

第十六章 子宫肉瘤

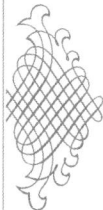

子宫肉瘤占所有子宫恶性肿瘤的 3% ~ 4% ，而平滑肌肉瘤则占子宫肉瘤的 25% 。

子宫肉瘤有高度的扩张破坏性；它发展迅速，预后不良。临床医生应有警惕性，并尽可能作出早期诊断。

以下为笔者所遇到过的病例，有一定的临床参考价值。

📝 病例介绍一

病人 A，45 岁，于 1968 年 11 月 28 日入院。主诉为腹痛及阴道流血十余日。

病人曾于 10 月 10 日（即 48 天前）住院，原因是不全流产并发感染。当时妇检发现子宫增大如 2 月孕大小并有压痛，附件未触及而宫颈光滑。病人接受了 2 次刮宫，第一次的刮出物病理学报告为滋养层细胞；第二次报告为合胞体细胞子宫内膜炎。病人于 11 月 12 日出院。

体检：一般情况差。腹部检查于耻骨联合上触及一痛性硬块。

妇检：阴道内有少量淡红色血性分泌物。宫颈短，宫口松弛。子宫增大如 2 月孕大小，软，其右前壁突起一拳头大硬包块，表面不平，有触痛，不能移动。右附件增厚。

病人入院后发烧，体温 38℃ ~38.5℃。

12 月 10 日，剖腹发现腹腔内有 200mL 血性腹水。大网膜覆盖着从右子宫底部突出之核桃大包块。此大网膜下行黏附于膀胱的后面。此粘连颇为牢固但仍可被分离。分离后见覆盖膀胱的腹膜尚属

完好，随即进行全子宫及双侧附件切除术。子宫及
髂血管旁的淋巴结没有增大。（见图22、图23）

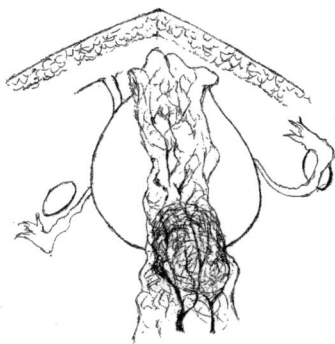

图22　大网膜下行覆盖肿瘤

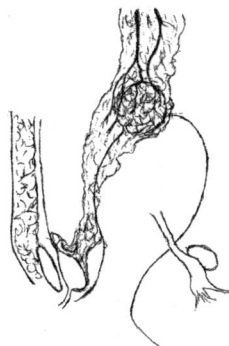

图23　大网膜覆盖肿瘤（侧面观）

　　将摘除的子宫垂直剖开，底部的子宫壁很厚，约 8cm，在一些斑状、点状组织之间，有不规则的出血现象。宫壁内有一大空洞，内含黄色黏液性脓性液。突出之包块呈暗红色，内有很多出血斑点。子宫腔则是光滑的，无明显突出物，深度亦正常。（见图 24）

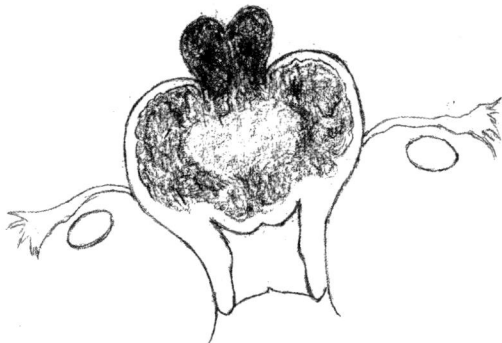

图 24　宫体切开，恶性肿瘤内有很多出血斑，宫壁内显一大空洞

　　12 月 15 日，手术后恢复情况满意，体温正常。1969 年 1 月 8 日，病理报告：子宫肉瘤。

病例介绍二

病人 D，29 岁，于 1978 年 2 月 17 日入院，主诉为左下腹包块 1 周，阴道包块 7 月，闭经 66 天。

约 8 个月前，病人婚前妇检时被告知左盆腔有一个 4cm×2.5cm 的硬而且固定的包块。一周后，左下腹部已摸到此包块。

体检：一般情况无特殊。腹部：在耻骨联合上偏左侧触及一个 7cm×6cm×6cm 大小的，硬、椭圆形、无触痛并能向右移动的包块。

妇检：阴道左前穹隆触及上述之包块，硬、形状不规则。子宫增大如孕 50 天大小，中等硬度。包块在子宫左前方。

2 月 18 日，进行人工流产手术。手术时宫腔深 10cm，宫腔左侧变形，增加手术困难。手术后宫腔深 8.5cm。

2 月 28 日，剖腹发现腹腔内有 50mL 暗红色腹水。包块是从子宫底中部长出来的，体积为 6cm×6cm×5cm，表面光滑，充血，呈紫色。子宫下段左后壁有一小包块，大小为 2cm×2cm×2cm。右卵巢贴于阔韧带上。

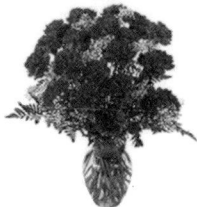

随即做了子宫全切除术。在手术中，提起阴道前穹隆时，可以很容易暴露并剜出另一包块，为实性，体积为 4cm×2.5cm×2.5cm。（见图 25、图 26）

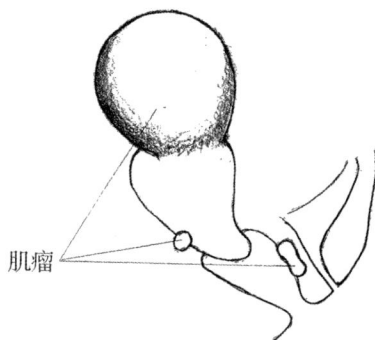

肌瘤

图 25　子宫底部迅速生长的肌瘤

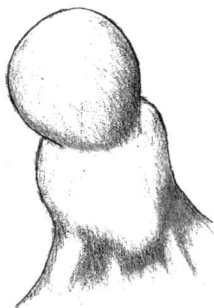

图 26　肿瘤与子宫（后面观）

将摘出来的子宫切开，可见肿瘤的切面有很多旋涡状物及无数斑状或点状出血处。（见图27）

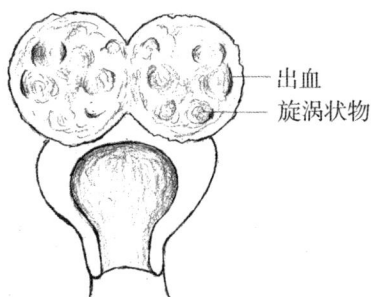

出血
旋涡状物

图27 切开肉瘤显示旋涡状物及出血

3月1日，病理报告：子宫浆膜下圆细胞肉瘤。阴道肿瘤：平滑肌瘤。另一小子宫浆膜下肿瘤：平滑肌瘤。子宫、宫内膜、宫颈、输卵管及卵巢均未发现转移性肿瘤。

给予病人一个疗程的化疗后，病人于3月19日出院。

这两个病例的共同点是肿瘤的生长异常迅速。病例一，间隔一个月就有一个拳头大的包块从子宫

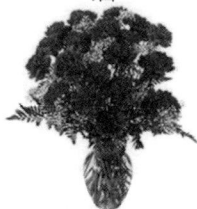

长出来；病例二，阴道包块出现后 7 个月就有另一包块出现在左下腹部。

两个病人于就诊近期均有怀孕，并做过人工流产手术。妊娠期的高激素水平可能对恶性细胞起了刺激作用。

子宫标本的肉眼检查显示，出血及坏死也是两例的共同点，而出血则更明显。

血性腹水是恶性肿瘤的重要标志。

第十七章 不寻常位置的妇科良性肿瘤

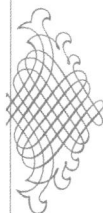

妇科良性肿瘤，不论是实性还是囊性，若体积较大而又位于盆腔的下部，必会改变它与输尿管、子宫动脉、膀胱、直肠或乙状结肠的解剖关系。

以下虽然是多年前的病例，却仍然能够说明上述问题。

1. 宫颈平滑肌瘤

子宫平滑肌瘤多数发生在宫体。发生在宫颈的

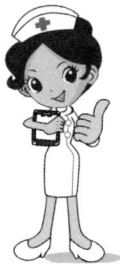

与发生在宫体的比例是 1∶12。宫体肌瘤多数是多发性的，而宫颈肌瘤多是单个的。如宫颈肌瘤向宫口方向生长，它会突出在阴道内，若它向前、后或侧面盆壁生长，就可能造成手术上的严重困难。

病例介绍一

病人 E，30 岁，于 1975 年 5 月 14 日入院。主诉为不规则阴道流血 3 个月，伴有腰及下腹部痛。

病人于 5 月 7 日接受了刮宫手术，病理报告为增生期子宫内膜；官内膜间质散布着小圆形细胞浸润（慢性炎性细胞）。

体检：一般情况好。

妇检：子宫后倾，增大如 2 月孕大小，质中等硬度，活动稍受限制。子宫体下段变宽，颇硬。子宫前壁右下方触及一肌瘤，宫颈短。

5 月 23 日，剖腹术发现原以为是子宫的部位，其实是宫颈肌瘤；而原以为是肌瘤的包块，其实是子宫体。左侧输尿管贴近宫颈肌瘤，而右侧输尿管离肌瘤有 2cm。在缝阴道残端时，因渗血不止而需用吸收性明胶海绵止血。（见图 28、图 29）

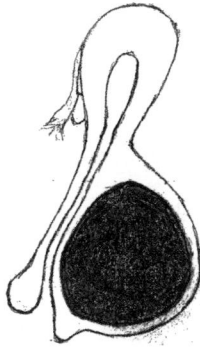

图28　宫颈肌瘤与宫体的关系

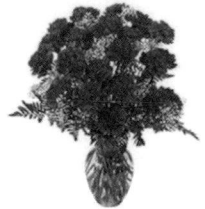

输尿管

图29　左侧输尿管贴近肌瘤

手术后病人状况平稳，第 7 天拆除腹部缝针。

病理报告：子宫平滑肌瘤，有退行性变。

7月6日，病人出院。

此病例的宫颈肌瘤是如此大，竟被误认为是子宫体。但因其没有粘连，输尿管又能清楚地显示出来，所以手术顺利。

病例介绍二

病人 M，37 岁，妊娠 8 次，分娩 7 次，于 1977 年 6 月 29 日入院，主诉为闭经 2 月。

停经后，病人有恶心、疲乏及眩晕等症状。病人已结婚 17 年。

体检：一般情况好。腹部：软，触及一圆形、硬、可移动的包块。

妇检：子宫后倾，增至 2 月孕大小，质软；子宫前方触及一包块，直径 10cm。

临床诊断：①早孕；②卵巢肿瘤。

7月1日，行人工流产术，过程顺利。

同一日行剖腹术，发现子宫前方之包块，实为宫颈前壁之肌瘤，体积为 10cm×9cm×7cm，瘤与宫颈有一蒂相连，蒂直径 4.5cm。子宫稍增大，附件无异常。用胶带套紧瘤蒂部后，将肌瘤剜出。此手术出血很少，随后行子宫全切除术。（见图 30、图 31）

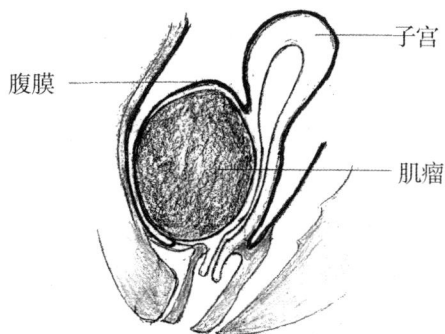

图 30　宫颈肌瘤向前突出

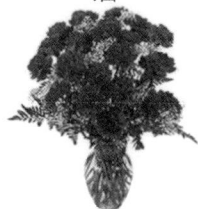

图 31　肌瘤及子宫的腹膜覆盖

7月11日，病理报告：①子宫平滑肌瘤；②慢性宫颈炎伴有潴留囊肿。

手术后情况无异常，病人于7月17日出院。

手术前该宫颈肌瘤被误诊为卵巢肿瘤，原因是当时妊娠子宫比较软，而肌瘤较硬又能移动。

剜出宫颈肌瘤作为手术的第一步是最好的选择。此后，手术空间就宽阔很多，输尿管及子宫动脉都能清楚地看见。

病例介绍三

病人C，46岁，于1982年1月13日入院。主诉为三年来月经量多，伴有腰痛及腹部下坠的不适感。

半年前病人扪到下腹部有一包块，去医院检查后被告知为子宫肌瘤。

近来病人觉包块有增大，月经量仍很多。病人育有三子女，最后一胎产于14年前。

体检：心肺情况无特殊。

妇检：宫颈短，其阴道上段与一大包块连接。

子宫增至如4月孕大小，质中等，可移动，宫底部在脐下三指。附件未能触及。

1月19日，行诊断性刮宫。宫腔向后，深度11.5cm。右宫壁略见突入宫腔。

病理报告：增生期子宫内膜。

2月5日，剖腹后见有200mL浅黄色清腹水及一大肌瘤从子宫颈上段及宫体下段处长出来，圆形，直径15cm。子宫体位于肿瘤之后上方。双侧输卵管及卵巢暴露困难，但无异常。双侧骨盆漏斗韧带及圆韧带大大地缩短。子宫后壁有五个小浆膜下肌瘤。肌瘤非常接近两侧盆壁，能暴露的空隙极为狭小，但考虑到其生长迅速而有恶性之可能，最后未采取剜出术。

手术为全子宫及双侧附件切除。子宫切除后，右输尿管暴露出来，看见有6cm长的一段是完全游离的；左输尿管则埋藏于宫颈旁之结缔组织中，没有损伤。（见图32、图33、图34）

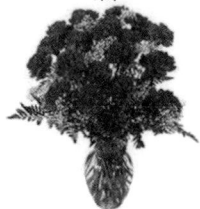

肌瘤

子宫体

图 32 肌瘤与子宫体的关系

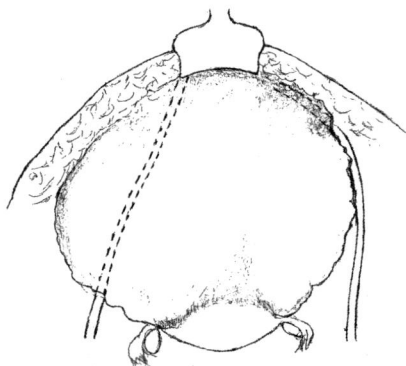

图 33 左输尿管藏于宫颈肌瘤之下

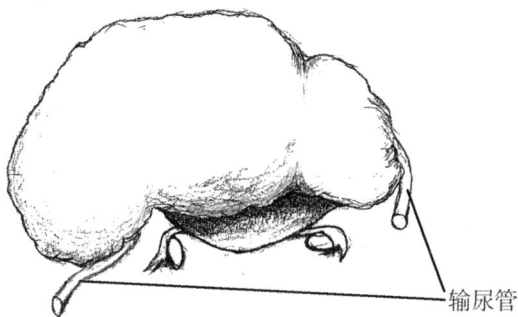

图 34　输尿管与肌瘤的关系（后面观）

输尿管

切开子宫标本，见宫腔右角有一个 2cm 的黏膜下肌瘤。（见图 35）

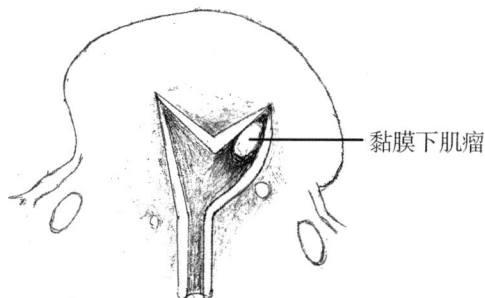

黏膜下肌瘤

图 35　子宫后壁切开显露宫腔右角之黏膜下肌瘤

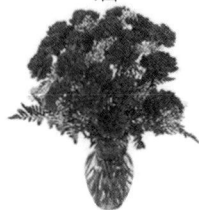

3月1日，病理报告：子宫平滑肌瘤；慢性宫颈炎伴腺体鳞状化生。

3月3日，病人出院。

因右输尿管非常接近肌瘤，在对右圆韧带及骨盆漏斗韧带进行组织分离时，应极其小心细致，有时候，几乎是靠术者手指的感觉来进行操作。

病例介绍四

病人 F，51 岁，于 1972 年 6 月 1 日入院，主诉为腹部包块 2 月，并阴道流血数日。

病人闭经已 2 年，孕 1 次，产 1 胎。

妇检：下腹部触及一拳头大小、可移动的包块，使该处腹壁稍向外凸。宫颈前唇很薄，后唇则特别厚；宫颈呈炎性充血。宫颈峡部极度增大，整个盆腔出口被其充占，而活动度很小。

6月6日，在全麻下行剖腹术，发现子宫体如一顶帽子般戴在巨大的宫颈肌瘤之上。双侧输尿管很接近肌瘤，但仍能从髂总动脉分支处往下延伸至与子宫动脉交叉之处。（见图 36、图 37、图 38）

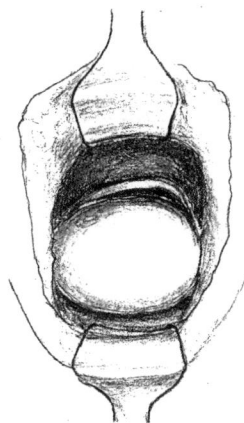

图 36　宫颈后唇肌瘤

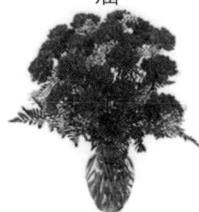

肌瘤

图 37　巨大宫颈肌瘤

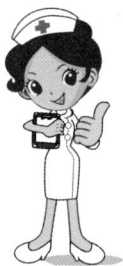

子宫动脉

肌瘤

输尿管

髂总动脉分叉

图38　输尿管走向

子宫动脉与宫旁及骨盆漏斗韧带静脉都很细。左卵巢稍大，内有数个卵泡囊肿；右卵巢正常。行全子宫及双侧附件切除。

在切断阴道穹隆部之前，已将输尿管推开至一个适当的距离。

手术前曾试图插置输尿管导管，但由于膀胱三角区变形而未能成功。

手术后将子宫标本切开，证实肌瘤是从子宫体下段及宫颈部位长出的。

2. 阔韧带内囊肿

📝 病例介绍

病人 G，26 岁，未产妇。于 1979 年 10 月 27 日入院，主诉为腹部包块 5 个月。

该包块无压痛，病人能自己触摸。约 20 天前，病人做过妇检，知道子宫增大，怀疑是肌瘤或怀孕。病人平时月经稀发。停经 14 个月后，病人做了一次刮宫术，刮出来的组织的分量如一颗米粒。病理报告显示未发现结核病变。同时拍了一张胸片，显示有肺门淋巴结结核。病人接受了三个月的抗结核治疗。病人已婚一年半，未曾怀孕。

体检：一般情况无特殊。腹部耻骨联合上三横指处触及一包块。

妇检：子宫增大，底部于耻骨联合上四横指处触及，质中等。稍微软些的子宫前壁向前突出，并与宫颈形成一个角度。子宫的活动度稍差；左子宫动脉可触到。双侧附件未触及。

11 月 7 日，行诊断性刮宫术，子宫深度为

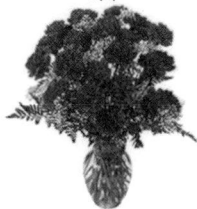

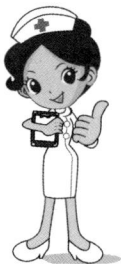

6.3cm，刮出的组织很少。

病理报告：增生期子宫内膜，未见结核病变。

12月7日，剖腹术发现包块为左侧阔韧带内囊肿，体积为10cm×8cm×7cm，囊壁很薄，内为黄色液体。该囊肿与乙状结肠、子宫左侧及左盆壁有广泛的粘连。子宫则位于囊肿的右下方，体积较小。右输卵管增厚，右卵巢较正常大两倍。于近盆壁之处打开覆盖后阔韧带及乙状结肠的腹膜，以钝性及锐性方法交替分离组织，最后摘出囊肿。在此过程中，发现肠壁及肠系膜脂肪组织与囊壁粘连甚牢，右上方之囊壁甚至将乙状结肠壁的肌层撕开。因此，在分离时，乙状结肠肌层被撕开一个0.7cm长的破口，当时即作三层缝合，并做盆部腹腔冲洗。囊肿壁的撕裂口流出清黄色液体。左输尿管肉眼可见，它与囊肿有一段距离。（见图39、图40）

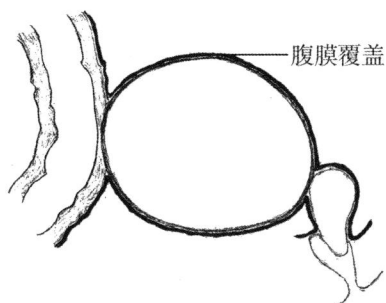

图 39　显示覆盖阔韧带囊肿的腹膜

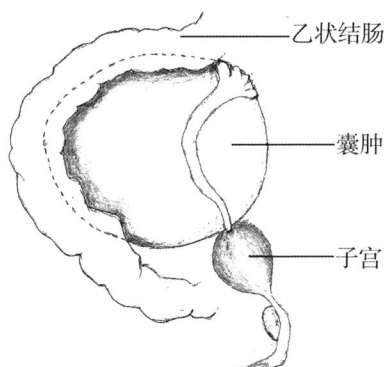

图 40　囊肿与子宫及乙状结肠的关系

病理报告：左阔韧带囊肿（多次切片后仍未找出其覆盖的上皮层）；左输卵管先天性萎缩；左卵

巢发育不全，它与阔韧带囊壁混为一体，在囊壁见有 4 个滤泡囊肿。

病人手术后无异常。

虽然此病例的阔韧带内囊肿是一个简单的囊肿，但其位置非常险恶。囊肿逐渐增大，慢慢地将肠壁肌层撕开，并使囊壁直接与肠黏膜接触。幸好撕裂口小，及时的缝合与腹腔冲洗防止了腹膜炎的发生。

3. 阔韧带纤维肌瘤

病例介绍

病人 H，42 岁，于 1975 年 4 月 23 日入院，主诉为经前下腹痛伴有眩晕、食欲减退及偶有恶心，已 3 月。已婚 23 年，产一胎。

体检：一般情况好。下腹稍见凸出。左下腹触及一大包块，其上限达脐部，但边界不清楚。右下腹在脐下三横指处能触及一鸭蛋大小的包块。

妇检：整个左侧盆腔被一包块占据，不能移

动，质中等。从后穹隆处触扪，觉包块表面不平，并有一些能移动、稍有痛感的突出物。子宫能移动，被往上推至右侧，它其实就是该鸭蛋大的包块。

5月3日，剖腹术发现肿瘤在盆部左侧。黏附于横结肠及乙状结肠。子宫被推至右侧，于耻骨联合上缘之上。该起源于卵巢的包块，实际上是一个左阔韧带实性肿瘤。它具多叶性，近宫颈左侧处有多个银杏大小的结节。右卵巢正常。（见图41、图42）

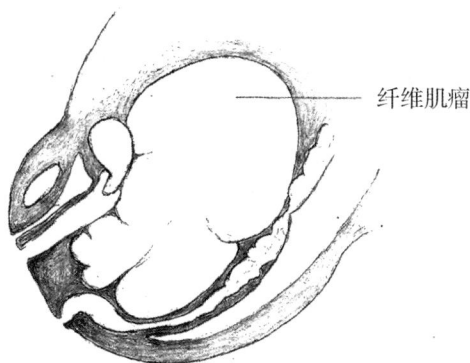

纤维肌瘤

图41 纤维肌瘤充满盆腔

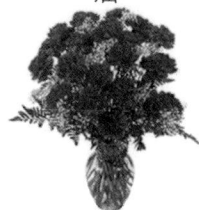

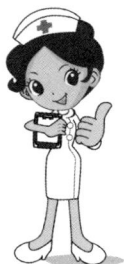

图 42　纤维肌瘤及子宫在腹腔内的位置

行双侧附件及次全子宫切除术。

切开肿瘤标本见为实质性，硬度似橡胶，色白但间有黄色区，还见有小空洞形成，内含透明黏液。

病理报告：纤维肌瘤（出自阔韧带或卵巢）；有玻璃样退行性变及囊性退行性变。

胎盘滞留

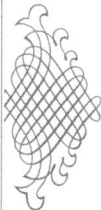

胎儿娩出后即进入第三产程。此时子宫进一步收缩，促使胎盘与宫壁分离，逐渐从子宫颈口排出。产出的胎盘，一般是羊膜面反转在外，脐带突出于宫颈口。接产者应摊开产下的胎盘及胎膜，检查其是否完整。如不完整，应用裹着纱布的手进入宫腔，在宫壁揩拭，将残留的羊膜或胎盘组织揩出。

当胎盘与宫壁不完全分离时，子宫收缩受影响，从而不断有血从阴道流出，此时应立即注射催

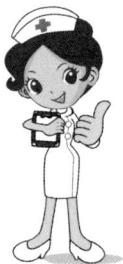

产素。徒手剥离胎盘时，进入宫腔内的手应合拢手指呈锥形，碰到宫壁后再慢慢分开，用小指的外侧及小指、无名指与中指指尖剥离尚附着的胎盘。剥离不能用强力，只能用巧力。如胎盘与子宫壁粘连较轻，稍用力便可将胎盘剥出；如不能将胎盘取出，则应暂时停止此操作。如出血不多，可休息片刻，或用宫缩剂后，再次人工剥离。如仍不能剥出且流血不止，血量增多，应即时做子宫切除手术。术前可用纱条填塞宫腔，以压迫止血。

胎盘与宫壁不能剥离的原因有二：一是胎盘与宫壁形成牢固的粘连，即所谓粘连性胎盘，是炎症后产生广泛的纤维组织反应所致，病理检查可见绒毛黏附于子宫肌层。二是形成植入性胎盘，绒毛直接侵入子宫肌层，所以胎盘牢牢地附着，不能分开。最后诊断也是靠病理检查。临床上，很多时候以为是植入性胎盘，但最后诊断仍是粘连性胎盘。这两种情况，若强行剥离必造成大出血。它们的形成，80%与刮宫、剖宫产、子宫内膜下肌瘤或子宫内膜炎等有关。有此类病史者，应提高警惕。

病例介绍

病人 P，27 岁，妊娠 3 次，分娩 3 次，于 1964 年 11 月 17 日入院，主诉为入院前一日分娩第三胎，至今胎盘仍未产出。病人第一次分娩无异常，第二次则需要人工剥离胎盘，手术在医院进行。

本次入院时，病人发热、口渴。

体检发现病人急性病容，体温 39℃。腹部胀满，子宫相当于 7 月孕大小，软、无收缩，亦无压痛。自胎儿产出后未有阴道流血。

产科检查见宫口开大 7cm，有胎盘组织在开口处。宫底在脐上二横指。由于胎盘与宫壁之黏附牢固，人工剥离不成功。稍将一处胎盘组织拉下，即招致一股血液涌出。于是立即停止操作并对宫颈两侧加压，此后出血停止。

初步诊断：植入性胎盘。

在硬膜外麻醉下，行开腹术，发现子宫血管极大地增粗，尤其是静脉。子宫前壁被胎盘穿透，其面积有 13cm×15cm，该处血液充胀的血管暴露很清楚，血管之间有散在的血块。进行了次全子宫切除术。

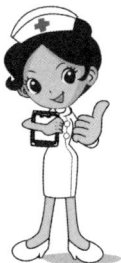

　　剖开摘下的子宫，见整个胎盘附着于宫壁，侵入子宫的组织则深浅不同，其中一部分直至浆膜层。（见图43）

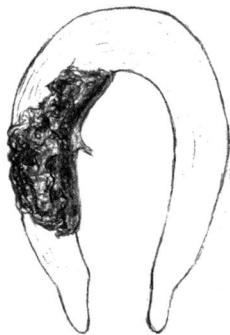

图43　胎盘全部黏附于宫壁并有部分侵犯浆膜层

　　病人术后情况尚可，只是术后第7天有低烧。

　　12月4日，病理报告：①穿透性胎盘；②急性宫肌炎。

　　12月14日，病人痊愈并出院。

　　病人有徒手剥离胎盘的病史；在危险性因素之中，此手术排第一位，产科医生更应予以警惕。

有一种以纤维蛋白沉积于绒毛间空隙为特征的胎盘疾病，临床医生不时会遇到。以下介绍笔者曾遇到的一些病例。

病例介绍一

病人 L，27 岁，于 1973 年 4 月入院。病人因阑尾炎而入住外科。在住院期间，病人 6 个月妊娠的子宫于 10 日内猛增高三横指。阑尾切除术完成后，其腹部继续膨胀。很快，宫底部竟达剑突，完全与妊娠月数失去比例，当时为了做人工流产，进行羊膜穿刺，放出了 2 000mL 羊水。随后，产出一脑积水胎儿，胎盘增大，厚并有水肿。

病理报告：绒毛间隙纤维蛋白沉积，绒毛膜有慢性炎性细胞的轻度浸润。

1975 年 4 月病人正常分娩一胎。

病例介绍二

病人 I，26 岁，妊娠 1 次，分娩 1 次，于 1975 年 3 月 22 日入院，主诉为闭经 4 月伴双腿浮肿。

产科检查发现子宫增大达脐，胎心音听不到。BP 140/100，病人无胎动之感觉。

体检：一般情况无特殊。

实验室检查：尿蛋白＋＋。

入院后 8 小时，突然有大量血液从阴道流出。立即用卵圆钳钳夹宫内物并刮宫，随后一 4 月大死胎被夹出，并伴随有大量胎盘组织（约 1 200 克）。

病理报告：胎盘绒毛间隙纤维蛋白沉积。

病例介绍三

病人 M，45 岁，妊娠 10 次，因已足月妊娠，于 1977 年 4 月 13 日由木板车送至医院。由于一路摇晃，刚至急诊室即行产出，却是一畸胎（腹部胀满、四肢极短、颈粗、鼻梁凹陷），随后阴道大量流血，立即进行人工剥离胎盘。胎盘与宫壁粘连，但仍能分数块将之剥出。取出后检查，见胎盘特别厚，色较淡，总体较正常大一倍多。脐带呈黏液性，容易断。子宫前壁大部分被一肌瘤占据，并突向宫腔。子宫收缩尚好，胎盘产出后，流血不久即停止。

病理报告：胎盘绒毛间隙纤维蛋白形成，脐带水肿伴有黏液性退行性变。

绒毛间隙纤维蛋白沉着实际上是胎盘的一种固有的演变过程，于妊娠期间前 6 个月便已发生。6个月之后，此进程逐渐明显，并参与后期的胎盘老化。在孕早期，若此进程加剧，胎盘血循环会受影响，严重时产生缺氧并导致胎儿死亡。肉眼看，胎盘的特征是体积特别大，颜色较淡。

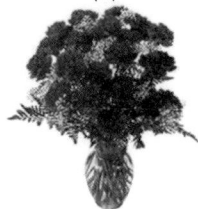

第十八章　胎盘滞留

第十九章 产科弥散性血管内凝血及妇产科病人突然死亡

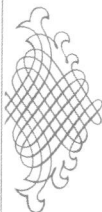

1. 产科弥散性血管内凝血

产科临床中，弥散性血管内凝血（DIC）时有发生。它是由羊水中有形的颗粒物质，如胎粪、胎脂、胎儿角化上皮细胞等，及羊水中具有凝血活酶作用的促凝物质进入血管，引起肺动脉栓塞及形成广泛性微血栓而导致的。由于血液内的凝血因子被消耗尽，加上继发纤维蛋白溶解，所以，血从有破口的子宫与胎盘中的血管内流出，而且不会凝结。

弥散性血管内凝血可发生在妊娠期，如重度妊娠高血压综合征或过期流产胎死宫内，抑或在分娩期，羊水进入母体循环导致弥散性血管内凝血。临床上，如存在可能发生 DIC 的病症，且流出来的血又不凝结，基本上可以定为弥散性血管内凝血，再加上实验室数据的支持，即可确诊。流出的血液不凝结是临床诊断的要点。

关于弥散性血管内凝血的处理，笔者在实践工作中有以下几点体会：

（1）输入大量新鲜血液。在 20 世纪 60 年代，笔者工作的医院还没有血库。有输血需要时就找输血队，而输血队也不过是常驻招待所的几个人而已。需要大量输血时，全靠当地领导紧急动员机关干部献血。献血者排着队去验血型，血型配合者就去抽血。

病例介绍

病人 J，23 岁，于 1967 年 5 月 7 日入院。第二

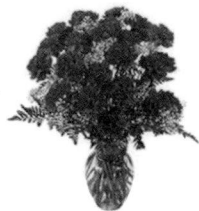

胎为剖宫产，现在第三胎，足月，血压 120/70mmHg。

9 日下午 2 时，产妇腹部持续痛，阵发性加剧，出汗，血压 100/60mmHg。子宫有压痛，宫口未开，下腹痛逐渐加重。病人不停地大声呼叫，即时诊断为子宫破裂，立即实施剖宫产术。术中发现大网膜与原子宫切口粘连，该处宫壁薄。切开子宫，取出一死胎，缝合腹壁皮下脂肪时，发现有渗血现象。血压下降，术中出血 300～400mL。回病房后，阴道流血不止，血不凝结。即予输血、吸氧，并注射凝血剂、可的松，纠正酸中毒，加压进行宫腔填塞纱条。输血 2 000mL 时，阴道流血仍未能控制。查血纤维蛋白原 132mg/dL（正常参考值 193～423mg/dL）。

10 日凌晨 1 时 30 分，血小板计数 49 000/mL。静脉缓慢注入 1% 甲苯胺蓝（Toluidine Blue）10mL，注射后两小时内，血压从 0 回升至 84/64mmHg。阴道流血大为减少。剖宫产后 16 小时内，共输血 4 670mL。

10 日下午，取出宫腔纱条，有中等量鲜血流出，但可见凝血块。用抗生素控制感染。

住院 80 天后，病人痊愈出院。

以上病例说明，大量输入新鲜血液是抢救成功的关键。血液里不仅有红细胞，还有大量的凝血因子和血小板。输血到一定量时要注射一支钙剂，因为输入的血液内含有抗凝剂。此外，所用甲苯胺蓝有促进血液凝固的作用，短时内排出的小便变为蓝色。

（2）使用肝素，见好就收。用肝素的原则是一经确诊，尽早使用。它能阻止血管内凝血的发生，使血液内的凝血因子不被消耗。第一次用量为 50mg，加入葡萄糖液快速静滴，之后的用量则视情况而定。临床上开始见有小凝血块，或出血基本停止，化验报告的数据接近正常时，就可以停止使用肝素。因为病人本身有调节机能，虽然用量不大，但加上足量的血液补充及凝血剂的使用，病人会逐渐好转。子宫的胎盘附着处有敞开的血管，若肝素过量，可能引起出血。

（3）警惕过期流产。据报道，胎死宫内，滞留子宫 4 周以上，发生低纤维蛋白原血症者约有

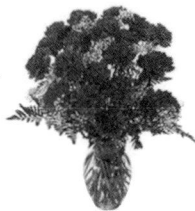

25%。临床上，如胎儿已死亡，多数在较短时间内会出现阴道流血，但也有数周后才流血，甚或不流血而突然自行排出者。如病人早孕反应停止，子宫未继续增大，应立即做超声波检查，并根据停经时日估计胎儿的死亡时间，同时做好有关的血液化验。临床上，在急诊室往往见到病人流血量多，即时刮宫，但术中流出的血液不凝结。此时，术者会因准备不足而变得慌乱。应立即用吸收性明胶海绵填塞子宫，或用淡碘酒浸过的纱条填塞宫腔，并及时输血。化验后，给予肝素静滴治疗。（见图44）

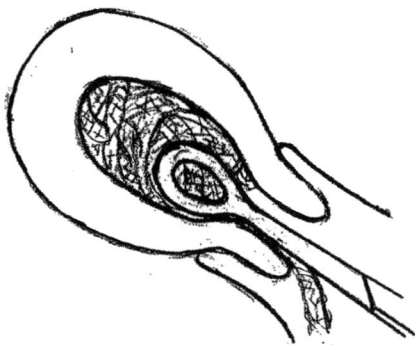

图44　填塞宫腔不能留空隙

📝 病例介绍

病人 K，30 岁，于 1976 年 3 月 19 日入院，主诉为停经 5 月，阴道流血 1 日，检查子宫仅如 3 月孕大小，诊断为过期流产。

22 日，行刮宫术。宫腔深 11cm，用卵圆钳钳出腐烂的胎盘组织及灰黄色断作两段的胚胎。术后阴道流血多，暗红色，不凝结。用纱条填塞宫腔，仍不能止血，子宫颈亦有一点状糜烂处出血不止。改以止血棉 14 块填塞宫腔及宫颈出血处，并以纱条填塞阴道，在外部加压，出血乃停止。

23 日，取出阴道纱条，无流血。

病人住院 12 天，痊愈出院。

2. 妇产科病人突然死亡

在妇产科病人突然死亡的病例中，有两个值得注意的原因：一是羊水栓塞，二是空气栓塞。现在业界将羊水栓塞单独列出，不再列入产科弥散性血管内凝血之列。它来势迅猛，羊水中的有形物质能引起肺动脉栓塞，并可同时导致过敏性休克，病人

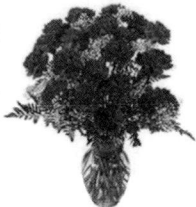

可在极短时间内死亡，原因多为心肺功能衰竭。如病人渡过最初这一关，随后会出现弥散性血管内凝血。

病例介绍

病人 S，30 岁，于 1960 年 5 月 20 日入院，第一胎，足月，血压 150/100mmHg，下肢浮肿，尿蛋白阴性。入院后血压曾升至 180/110mmHg。

6 月 1 日上午 1 时 30 分子宫开始阵缩。胎头显露时，宫缩增强。胎头行将娩出之际，突见病人头部左右摆动，全身抽搐，面色发绀。当即切开会阴，娩出胎儿。胎盘娩出后，宫缩不良，阴道流血多且不凝结。病人迅即进入昏迷状态，血压测不到。检查子宫颈及宫腔未发现破裂或残留胎盘胎膜，但觉宫腔宽，宫缩很差。采用输血、输液、注射宫缩剂、宫腔填塞纱条等抢救措施，仍无效，终因病情急剧恶化而死亡。从出现症状至死亡仅两小时。

此病例虽未做尸检，但从病情之突然与凶险来看，极可能为羊水有形物质造成的栓塞，因其后的出血时间短，尚不足以致命。病人有妊娠高血压综合征基础，血管脆弱，加上突然宫缩增强，羊水立即大量从血管破口进入血循环，遂产生休克缺氧，病情迅速恶化。

关于破膜亦有讲究。如突然涌出大量羊水，会导致宫内压力骤降，而外面压力急剧补充进来时，会使羊水进入血管而造成羊水栓塞。因此，破膜应用一支较粗的针，穿破羊膜，使羊水缓慢流出。

在产科弥散性血管内凝血的实验室检查中，如以下三项检查均为异常，即可确诊。

产科弥散性血管内凝血的实验室检查

项　目	异常值	正常值
血小板计数（/L）	$\leqslant 150 \times 10^9$	$250 \pm 50 \times 10^9$
凝血酶原时间（s）	$\geqslant 15$	12.0 ± 1
纤维蛋白原（g/L）	$\leqslant 1.6$	2

关于产科弥散性血管内凝血用的止血药，有以下多种可以选择。

（1）6 - 氨基己酸（6 - Aminocaproic Acid，

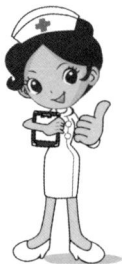

EACA）。

作用：能阻止纤维蛋白溶酶的形成，从而抑制纤维蛋白的溶解，并有抗过敏及抗炎症作用。

副作用：偶有腹部不适、腹泻、低血压、多尿等。

用法：静滴，4～6g/次，加入5%葡萄糖液或盐水100mL，15～30min滴完。维持剂量1g/小时。

（2）止血芳酸（P – Aminomethylbenzoic Acid，PAMBA）。

作用：与6 – 氨基己酸相同，但药效较强，毒性较低。

用法：静注0.1～0.2g/次或0.2～0.6g/日。

（3）氨甲环酸（Tranexamic Acid）。

作用：同止血芳酸。

副作用：头昏、恶心、胸闷、嗜睡等。

用法：静注或静滴，0.25～0.5g/次，以葡萄糖液稀释，一日一次或一日两次。

（4）维生素K（K1、K3、K4）。

K1属脂溶性，K3、K4属水溶性。维生素K在肝脏中作为某些酶的辅基，参与凝血因子Ⅱ、Ⅶ、

Ⅸ、Ⅹ的合成，从而起到止血作用。

维生素 K 毒性极小，静注速度应不超过 5mg/分钟，静滴时应遮光。

用法：①维生素 K1 肌注或静注，10mg/次，1~2 次/日。②维生素 K3 肌注，4mg/次，2~3 次/日；口服，4mg/次，3 次/日。③维生素 K4 口服，4mg/次，3 次/日。

（5）止血敏（Etamsylate）。

作用：促使血小板循环量增加，增强血小板功能及血小板黏附性，加强血块收缩，减少血管渗透性。

副作用：到目前为止少见。

用法：肌注或静注，0.25~0.75g/次，2~3 次/日。

（6）凝血酶（Thrombin）。

此为血液中的提剂，能直接作用于血液中的纤维蛋白原，使其转变成纤维蛋白，使血液凝固，从而达到止血的目的。

用法：局部止血。制成吸收性明胶海绵或纱条贴敷于创面，并应稍加压力。对填塞较小的宫腔效果良好。

（7）人纤维蛋白原（Human Fibrinogen）。

人纤维蛋白原在凝血酶的作用下形成纤维蛋白，达到止血目的。临床上用于低纤维蛋白原血症。

副作用：偶有过敏反应及发热。

用法：静滴，1.5~8g/次，滴速60滴/min，应以注射用水100mL溶解，静滴时应用带滤网的输血器，启封后在两小时内用完。

妇产科病人突然死亡的另一个值得注意的原因是空气栓塞。空气栓塞可以在极短时间内致死。少量的空气可以缓慢地通过产后子宫的血管进入血循环。空气经过一段时间的大量积聚后，可导致死亡。以下是笔者遇到的一个罕见的病例。

病例介绍

病人 Q，36 岁，农民，于 1973 年 6 月 25 日入院，为第 8 胎。

25 日 12 时 4 分，顺产 1 胎。

28 日，在局麻下行输卵管结扎术，过程顺利。

29 日上午，病人表现正常，照常喂奶。下午 3 时 15 分，在午睡时，突然脸部肌肉痉挛，两手抽搐，面紫、痰音，呼吸点头状，心跳听不见，经多方抢救无效，于 3 时 50 分呼吸心跳停止。

29 日 21 时 30 分对该病人进行尸解。尸解发现：心脏冠状血管内有很多气泡，胸前壁及右侧乳房基底部小血管、大小网膜的中小血管内均有气泡，大肠及小肠系膜以及盆腔阔韧带内的中小血管内均有很多气泡。以上所指血管主要是静脉，气泡按之能移动。结扎手术部位无异常。

临床表现及尸解所见，说明产后子宫仍有一定的收缩，而结扎手术进一步刺激了收缩，造成宫腔负压，空气被吸入。当胎盘附着处的部分血管尚未闭塞之时，空气缓慢而持续不断地进入血管，逐渐积累，进入血循环和肺，气体栓子阻塞心血管和肺动脉引起严重休克，最终导致死亡。

在 20 世纪 60 年代，美国一本知名的妇产科杂志刊载过这样一个病例：一名孕妇已在妊娠后期，为了获得快感，要求她的丈夫往她阴道里吹气。有一次，当她的丈夫这样做时，该孕妇突然倒下死亡。这是因为妊娠的子宫蜕膜或胎盘附着处边缘的

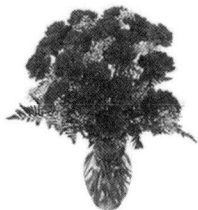

小血管出现破口，空气在一定的压力下进入血管，造成空气栓塞而导致孕妇死亡。

也是在 20 世纪 60 年代，在我国云南省某地区医院，医生为一名患不孕症的病人施行输卵管通气术。方法是用注射器连接导管，通过子宫颈口，把空气打入宫腔，空气进入压迫输卵管，医生通过用听诊器听有无空气经过的声音来判断输卵管是否通畅。在医生打气的过程中，病人突然叫了一声，随即休克死亡。这是典型的空气栓塞致死的情况。随后在国内，输卵管通气术很快被废弃，取而代之的是输卵管通液术。

国内有一本极具权威性的妇产科巨著，笔者数年前曾有机会阅览。该书也详述了输卵管通气术，但没有指出其危险性，更没有提及此手术在国内已不再使用，在国外也早被通液术所代替。这是该书美中不足之处。

以上例子说明子宫的血管是脆弱的，不管是否妊娠，只要稍加压力，空气就能进入，而产后子宫本身的收缩也能造成这种压力。对此，妇产科医生应有所警惕。

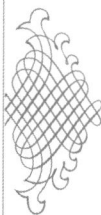

第二十章 子宫内膜细胞学的研究及一些临床关系密切的妇产科病理学问题

1. 子宫内膜细胞学的研究

受到宫颈细胞学涂片巴氏染色成功的启发，笔者认为，子宫内膜细胞学也是值得研究的。子宫内膜细胞取材很简单，用针管就可以吸出。但有一点不足，就是不可以对需要保留妊娠的子宫使用。

子宫内膜受性激素影响，排卵前为增生期子宫内膜，排卵后为分泌期子宫内膜。笔者计划分两个步骤进行研究：第一步，认清楚子宫内膜细胞在涂片上的形态，即它在月经的不同时期的表现特点；第二步，研究出一种染色剂，通过染色把增生期与分泌期的子宫内膜细胞区分开来，像巴氏染色液那样。笔者完成了第一步，但由于客观原因，未能将第二步研究下去。

从形态学来看，增生期与分泌期的子宫内膜细胞是各有特点的。

增生期（月经周期第 1～14 天）子宫内膜细胞多相连成片状。细胞的突出部分为细胞核，而胞质很少。细胞核较致密，互相紧靠，间隙为胞质形成的小缝。从侧面看呈柱状，胞质少，核在底部，约占细胞的 2/3。（见图 45）

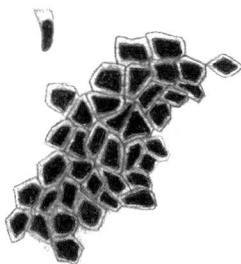

图 45 增生期子宫内膜细胞

分泌期早期（月经周期第 15 ~ 21 天）子宫内膜细胞亦连成片状，其中一些细胞的核仍紧密，呈多边形或圆形，胞质染色较深。这些细胞单个相连成长短不一的弯曲带，将其他成为小片的增大了的细胞分隔开来。后者细胞核变疏松，胞质增多，细胞核之间的距离因此而变远。（见图46）

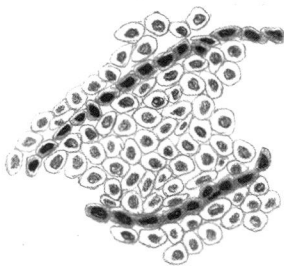

图46　分泌期早期子宫内膜细胞

分泌期晚期（月经周期第 22 ~ 28 天）子宫内膜细胞成片，细胞核随着整个细胞的增大而进一步增大，呈圆形或椭圆形，并更为疏松，有时可见 1 ~ 2 个核仁。胞质进一步增多，使细胞核相互之间的距离明显变远。胞质染色淡。（见图47）

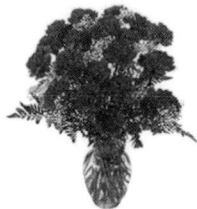

143

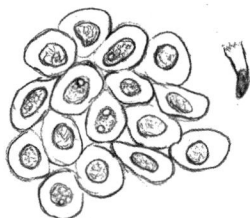

图 47　分泌期晚期子宫内膜细胞

　　笔者的这项研究开始于 1982 年，相关成果发表于《云南医药》第 3 卷第 6 期第 358～360 页，题为"吸宫细胞学检查诊断早孕"。1988 年，在北京国际生殖内分泌学术研讨会的《论文摘要汇编》上发表题为"月经周期中子宫内膜细胞学与组织学对照的初步研究"的文章（英文）。1995 年，题为"子宫内膜细胞学诊断排卵"的同类研究刊登于《中国实用妇科与产科杂志》第 11 卷第 2 期第 91～92 页。

2. 妇产科常接触的病理学问题

　　病理学与临床医学关系密切，妇产科病理学中有些内容很值得妇产科临床医师关注。

（1）宫颈细胞学与组织病理学对照的研究进展。

自20世纪80年代以来，由于巴氏染色筛选的广泛应用，我国宫颈癌的发病率与死亡率明显下降。此种现象数十年前在西方发达国家中已经出现。现已清楚宫颈癌与人乳头瘤病毒感染有关。据统计，此感染在年轻人中发生较多。（见图48）

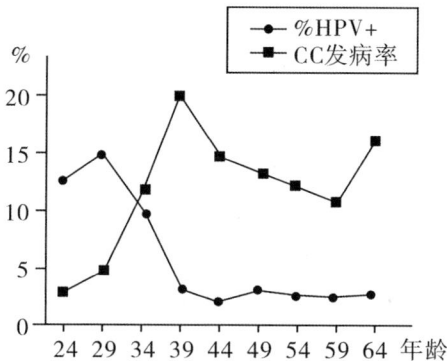

图48 不同年龄人群的人乳头瘤病毒感染率与宫颈癌发病率

现细胞学检查技术又有发展，新的液体基础细胞学检查已被广泛采用。有些宫颈异常细胞有潜在恶性，但一时难以确定，在细胞学上定名为"未定

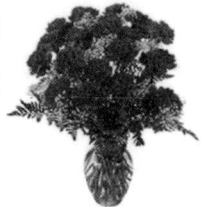

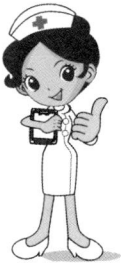

重要性非典型鳞状细胞"（Atypical Squamous Cell of Undetermined Significance，ASCUS）。（见图 49）

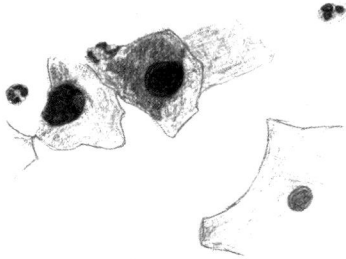

图 49　ASCUS 的细胞学表现与 LSIL 相近

　　在组织病理学方面，学者更为关注宫颈鳞状新生物（Cervical Squamous Neoplasia）。在这方面，更加广泛地被使用的名词是宫颈上皮内新生物（Cervical Intraepithelial Neoplasia，CIN）及鳞状上皮内损害（Squamous Intraepithelial Lesion，SIL）。CIN 分为 3 级：CIN － 1 相当于低度鳞状上皮内损害（Low-grade Squamous Intraepitheial Lesion，LSIL）；CIN － 2 与 CIN － 3（原位癌）相当于高度鳞状上皮内损害（High-grade Squamous Intraepitheial Lesion，HSIL）。（见图 50）

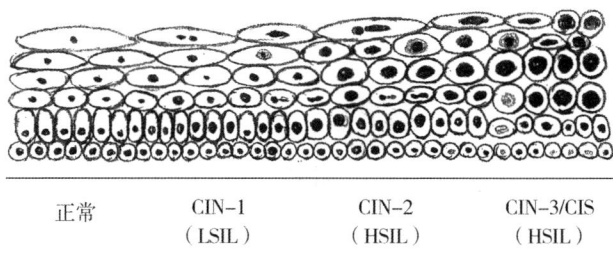

| 正常 | CIN-1
（LSIL） | CIN-2
（HSIL） | CIN-3/CIS
（HSIL） |

图50　宫颈上皮内新生物

从正常至 LSIL（CIN‑1）再至 HSIL（CIN‑2/3）的演变

LSIL 与 HSIL 的细胞学特征现已得到确定。（见图51、图52）

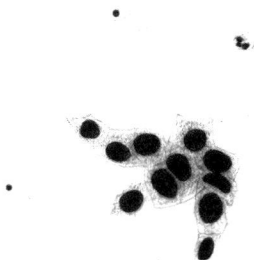

图51　HSIL 的细胞学特征（低倍）

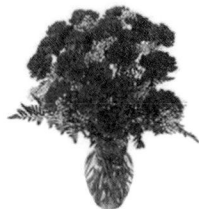

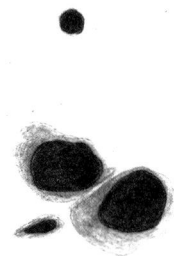

图 52　HSIL 的细胞学表特征（高倍）

对查出有 ASCUS 的妇女有三个层面的处理措施：巴氏涂片追踪，立即做阴道镜检查，即时或随后做 HPV 检测。

对 LSIL（CIN – 1）的处理主要是追踪观察。每 12 个月做一次 HPV 检查，每 6 ~ 12 个月做一次宫颈细胞学检查。若两年后仍维持 LSIL，应即时进行阴道镜检查并做外科手术切除。如不予治疗，1‰ 可转变为浸润性癌。

对 HSIL（CIN – 2 与 CIN – 3）的处理可采用宫颈锥形切除并活检，亦可电灼、冷冻或 CO_2 激光切除。

（2）宫颈腺性新生物。

宫颈腺原位癌（Adenocarcinoma in Situ，AIS）

的概念于 1953 年首次被提出。医学界现已掌握宫颈腺原位癌的细胞学特征，尤其掌握了非典型腺细胞（Atypical Glandular Cell，AGC）的特征。

在 AIS 的诊断上，阴道镜检查帮助不大。如细胞学上诊断为 AIS 或发现有异常细胞，随后的阴道镜检查若为阴性，仍不能否定发展为新生物的可能性。

肉眼观察到的病变可能是一小处表面不平，向外生长的一小块物，一个溃疡性的平板块，或变成一个硬的桶状宫颈。

细胞学上见有很多细胞集结，但已失去其正常的蜂巢状，或成大的分支状或乳头状集结，即使只是拟似 AIS 细胞，仍显示已有侵入的可能。

处理：如为临床 IB1 期，根治性子宫切除术为有效的治疗方法。如病情更重，应增加放射治疗。有研究认为，手术后放疗加化疗的效果较好，而放疗期间加用顺铂化疗效果最好。对晚期及复发性病例，鳞癌与腺癌的处理方法是相同的，而两者化疗的效果也相似。

国际妇产科学联盟（FIGO）对宫颈癌的分期见下表。

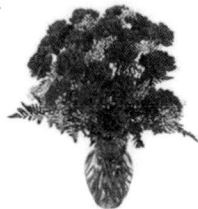

FIGO 宫颈癌分期表

分　　期	原发肿瘤（T）
I	宫颈癌局限于子宫
IA	临床前期浸润癌，显微镜诊断，深度小于或等于 3mm，长度小于或等于 7mm
IA1	肿瘤大于 3mm，但深度不大于 5mm，长度小于或等于 7mm
IB	肿瘤大于 Tia2，或肉眼可见
IB1	临床上可见，最大直径为 4cm
II	宫颈癌侵犯超出子宫但未到盆部或阴道下 1/3
II A	肿瘤未累及宫旁组织
II A1	临床上可见，最大直径为 4cm 或以下
II A2	临床上可见，最大直径大于 4cm
II B	肿瘤侵犯宫旁组织
III	肿瘤达到盆壁并/或累及阴道，或导致肾盂积水，或导致肾失去功能
III A	肿瘤累及阴道下 1/3，未扩展至盆部
III B	肿瘤扩展至盆部，或导致肾盂积水，或导致肾失去功能
IV A	肿瘤侵犯膀胱或直肠黏膜，或扩展超出盆部

（续上表）

分　　期	原发肿瘤（T）
淋巴结	
ⅢB	局部淋巴结转移，远处转移（M）
ⅣB	远处转移，包括腹膜扩散，锁骨上、纵隔主动脉旁淋巴结，肺、肝、骨

注：Tia2 为 TNM 分期中的一种情况。

（3）子宫内膜上皮内新生物。

子宫内膜上皮内新生物（Endometrial Intraepithelial Neoplasia，EIN）为子宫内膜腺体的癌前病变。1949 年，埃尔蒂格描述了一种"腺瘤样增殖"，并指出患者可在 1～5 年后发生子宫内膜腺癌。

EIN 现已有明确的病理学诊断标准。有一种 H－E 染色切片上的计算机形态测定法可作为客观诊断参考标准。

在细胞学上，EIN 无绝对标准特征，但与良性子宫内膜组织之间仍有清晰区别。

处理：一旦确诊，立即进行子宫切除术。想保留生育功能的年轻人，或不能经受手术的病人，可考虑孕激素治疗。

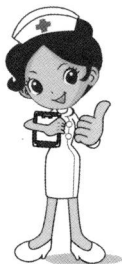

（4）卵巢的一些良性情况。

首先是与不孕症有关的卵巢情况。

①卵巢早衰（Premature Ovarian Failure，POF）。患者于40岁之前绝经。有报道称，5%～10%的卵巢早衰年轻患者最后能自然获得妊娠。此病的原因有两种：卵泡功能异常和卵泡缺乏。雌激素受体与FSH受体基因缺陷导致卵泡功能异常，最终导致卵巢衰竭。有学者认为此病有家族性因素。

②自体免疫性疾病与自体免疫性卵巢炎。自体免疫性疾病与卵巢衰竭有密切关系。很多自体免疫性疾病，包括肾上腺功能过低症、甲状腺功能过低症、特发性血小板减少性紫癜、血管胶原疾病、多内分泌腺病等，均伴有卵巢衰竭。例如，阿狄森氏病患者，其体内产生对类固醇细胞的抗体，同时对抗肾上腺及卵巢产生类固醇细胞的自体抗原，同时淋巴细胞渗润则见于卵巢卵泡及黄体周围。自体免疫性卵巢炎一般呈高促性腺性卵巢衰竭症状，如过早出现绝经、闭经及不孕等。自体免疫的POF亦可于先期成功妊娠，而随后有继发性不孕症及闭经。实验室检查有抗卵巢自体抗体，自体免疫性卵巢炎目前无特效治疗方法，用皮质类固醇抑制免疫，效

152

果不稳定。

③多囊性卵巢综合征（Polycystic Ovary Syndrome，PCOS）。2006 年对多囊性卵巢综合征的诊断标准为：以雄激素过多症为主，加以下两种情况中的一种：月经过少或闭经，超声波检查见有多囊卵巢。该症临床上有时伴有肥胖及抗胰岛素表现。患者年龄多为 30 ~ 40 岁。第一步的处理为减肥、口服避孕药；进一步的治疗则针对高胰岛素血症，用药为二甲双胍（Metformin）。促排卵可用克罗米芬。还有一种疗法为卵巢楔形切除。随着腹腔镜的应用，可进行较为保守的手术，如卵巢穿刺、电凝或激光。

④子宫内膜异位症。卵巢的子宫内膜异位有三种表现：最引人关注的是子宫内膜囊肿；其次为卵巢表面的子宫内膜间质或腺体与粘连组织混合，并可见含有血铁黄素的巨噬细胞；最后一种为卵巢皮质子宫内膜异位症。处理方面多采用腹腔镜手术治疗，部分病例需药物与手术结合治疗。

还要注意妇科良性疾病手术中的预防性双侧卵巢切除问题。

曾有人认为在进行良性手术的同时，应切除双

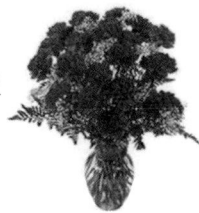

侧卵巢，以避免日后发生卵巢癌。但切除卵巢后绝经期会提早到来。绝经后，由于缺乏性激素，心脏冠状动脉疾病的发病率会增加。

（5）卵巢癌。

卵巢肿瘤在形态上可分为良性、交界性及恶性。交界性的根据是肿瘤细胞无间质浸润，但有恶性细胞的特点。交界性卵巢肿瘤一般指上皮性肿瘤。

处理：手术是主要的治疗手段，而卵巢癌未经手术很难明确病理诊断。手术还可以明确肿瘤分期，有利于治疗。手术的原则是尽一切努力将肿瘤全部切除。肿瘤减体手术也遵循这个原则，对于残存的肿瘤则应做化疗。目前的研究证明，联合用药优于单药治疗。对于黏液性囊腺癌，有人认为顺铂与紫杉醇联合使用为好。

对于复发性癌的治疗，要看其无病间隔（Disease – free Interval，DFI）的长短。如少于一年，再用顺铂较难奏效；如多于一年，通过化疗可获短暂缓解，但不能治愈。对一些病例，可再次进行肿瘤细胞减数手术。

第二十一章 宫内节育器的移位

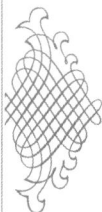

在 20 世纪 70 年代，国内环型宫内节育器（In-tra – uterine Device，IUD）的使用非常普遍，而在此时期，宫内节育器的移位也不时会遇到。节育器的移位可能是陷入子宫肌层，或因为长时间的宫缩穿出子宫，进入腹腔。

以下是笔者遇到的三个病例，特予以介绍。

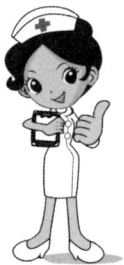

病例介绍一

病人 O，43 岁，于 1975 年 6 月 20 日入院。主诉为试图除去宫内节育器 7 次但不成功。节育器于 5 年前在一基层卫生单位放置，此后，病人月经不规则，并有腰及下腹痛。去年取节育器失败 3 次，因为环不在宫内。后来 X 光透视见环在盆腔右侧，但随后数次取环也失败。

6 月 19 日，妇检在后穹隆触到节育环，它与周围组织粘连。

6 月 21 日，在鞍部麻醉下，从后穹隆打开腹腔，手指进入腹腔，触到节育环在子宫下段右侧，位于子宫浆膜下。将浆膜切开，把节育环拉下成绳状，在其下极剪断，直线状拉出。（见图 53）

6 月 28 日，病人出院。

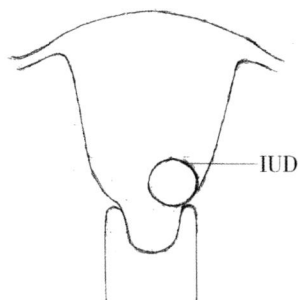

图 53　节育环在子宫右下方（后面观）

病例介绍二

病人 L，28 岁，于 1975 年 7 月 8 日入院，主诉为宫内节育器移位，要求取出。

病人于 3 年前放置圆形宫内节育器，此后，病人常有腰及腹痛，月经亦不规则。入院当日上午，病人于门诊部被告知节育环在腹部，接近后穹隆处。

妇检：子宫后倾，体积正常，于后穹隆上方触及一可移动的节育环。

7 月 9 日，在腰麻下切开后穹隆，打开腹腔后即容易地取出节育环。

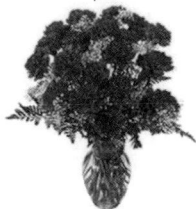

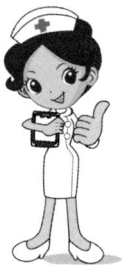

7 月 13 日，病人出院。

病例介绍三

病人 Y，40 岁，于 1976 年 9 月 28 日入院，主诉为两个月来有不规则阴道流血。

病人于两年前放置环型宫内节育器。最近取出失败 4 次，因为节育环不在宫内，而 X 光透视腹部则证实环仍存在。

妇检：子宫前倾，体积正常，可移动。左后穹隆深部可触及节育环的一小部分，似黏附于后腹膜。

10 月 5 日，在腰麻下开腹，见节育环在左穹隆上部，被大网膜覆盖，切开大网膜后，取出节育环，同时进行了输卵管结扎术。

10 月 15 日，病人出院。

宫内节育器可移动至宫外不同位置。如进行取出手术时发现不在宫内，或病人有取出失败的投诉，应考虑这种情况。

应用超声波检查来确定节育器的位置是必要

的，而若有可能接近重要器官时，甚至要考虑做 CT
检查。

在处理方面，现在多数认为腹腔镜可以取出异
位的节育器。

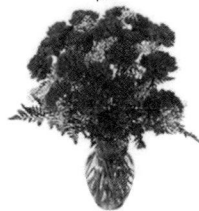

第二十二章　婚前性知识的重要性及更年期的思考

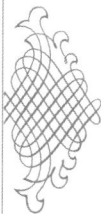

1. 婚前性知识的重要性

改革开放后，性知识的普及已有很大的进步，但婚前性知识普及的深度却仍不尽如人意。这里举一个极其罕见的例子以作说明。

在20世纪90年代，有一天，笔者被叫去看一名急诊病人。她患的是直肠阴道瘘，是新近形成的，发生于新婚之夜。从病史和损伤情况来看，原因是显而易见的。

病人的会阴撕裂，裂口一直延长至直肠，形成直肠阴道瘘。直肠阴道瘘是一种很严重的损伤，之前见过的病例都在农村，主要是难产造成的，而这次的病因却是以前从来没有听过的，更不用说见过了。不过，处理的原则和方法是相同的。先为病人认真清洁消毒，随后做了修补术。病人最终痊愈了。

后来，笔者单独见了其一直不敢露面的丈夫。他非常后悔，但伤害已造成，后悔也于事无补，只能怪自己无知。

一年后笔者重见此病人时，她已怀孕，接近分娩期。笔者建议她做剖宫产，以避免阴道分娩引起伤口再撕裂。

2. 更年期的思考

经过几十年的婚姻生活后，人生步入更年期和老年期。此时，女性内分泌功能减退，性激素水平下降，分泌物减少，进而导致阴道干涩，影响夫妻

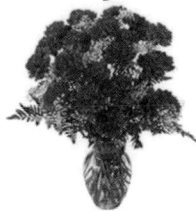

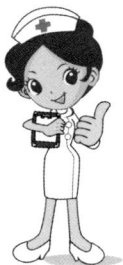

生活。在国内，分床、分房甚至异地分居的现象是比较常见的。然而也有完全不同的情况。一名更年期病人的话给笔者留下了特别深刻的印象。她说丈夫对她非常好，非常体贴，为了丈夫，她要找医生，一定要克服困难。其实克服困难是一件很容易的事情，归根结底是看两人之间感情是否深厚。面对更年期的困境，有的人消极回避，有的人却积极求助、接受指引。而进入老年期之后，更不可能有年轻时的冲动和激情。很多专家指出，老年时感情的维系与升华，往往体现在一些很小的事情上。例如，几句安慰贴心的话语，一次轻轻的抚摸，一件小小的礼物，满足一个小要求，都能给对方温暖和喜悦。

有一部分病人，不仅是来看病的，也是来咨询的。所以，妇产科医生必须具有广泛的知识，要对性医学、性病学及心理学有更深入的了解。病人的问题可能是非常隐私或难以启齿的。这些问题困扰着她，无从获得解答，她必须找一个最值得信任、最专业的人咨询，这个人就是医生。有些问题你是想象不到的，你甚至会佩服病人的勇气。如果医生不能解答，又必定使病人感到失落和烦恼。笔者认为，医生不能一问三不知。以前因为不开放，很多东西都被禁锢，而现在许多问题已变得不足为奇了。很多以前没有想过、听过或见过的事情，现在都应该去思考、了解一下是怎么一回事。例如，以前所谓的"禁书"，一些被认为是变态的东西，一些所谓儿童不宜的事物，一些有悖伦常的事等，作为一名医生，都应该有所了解。总之，现在对医生的要求更高了，我们要不断地充实自己，如此才能满足广大患者对医生的要求。

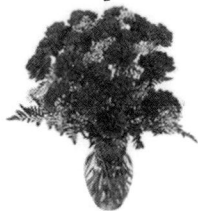

第二十三章 中西医结合治疗妇科病的体会

　　要采用中西医结合的方法治疗妇科病，必须对中医学有所了解。笔者接触中医学是在 20 世纪 60 年代。当时，医院为职工请来本院的中医师，以上大课的形式讲授中医的基本知识，所用的课本是全国发行的《中医学概论》。笔者也曾脱产三个月学习中医的基本理论和诊治方法。20 世纪 70 年代在基层工作时，看见那里的西医，不论是本科还是专科，都能熟练地用中药为民众治病，心里很是羡慕。并且我国人民有一大部分也更倾向于中药治疗。这些实际情况激发了笔者自学中医的兴趣。当时，有些书籍不但介绍中药的传统药性，还介绍以西医方法研究出来的中药的药理。慢慢地，笔者也掌握了用药的基本原则。例如，若病人有出血倾向、血小板减少、身体虚弱，再继续用凉性药和活血化瘀药就会导致病情加重。于是，对一些简单的病例，笔者逐渐能开一些中药处方。以后，又慢慢着重学习妇科病的中医治疗方法。

中医理论的核心是辨证论治，而八纲辨证则为辨证的总纲。八纲即表、里、寒、热、虚、实、阴、阳。八纲之下亦有其他辨证，如病因辨证、气血精津辨证、脏腑辨证、卫气营血辨证、三焦辨证、六经辨证。

在八纲辨证之中，处于统领位置的是阴和阳。这完全是概念性的东西。人体的各个系统和各种功能，是处于一种平衡状态之中的。阴或阳，代表一种功能或状态，既互相对立、互相制约，又互相依赖。作为一名西医，要了解这一知识并不容易。像阴虚阳亢，有时就难以理解。它是指当一方力量减

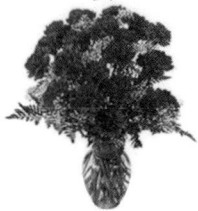

弱时，另一方因为没有约束就变得亢奋。举例来说，内分泌系统是一方，神经系统是另一方。女性进入更年期后，卵巢性激素的分泌减少，神经系统的某些方面就显得亢奋，病人变得容易激动，有时性情暴躁。又例如，胰岛素的分泌为阴，血糖的水平为阳。当阴虚，即胰岛素分泌不足时，空腹血糖水平就升高，这就是阳亢。人一般是处于平衡状态的。很多时候，病况的出现是因为某些器官或某个系统功能不足，由于功能过强而产生毛病的相对较少。老年人因为各方面功能减退所以多病，而年轻人因为身体强健所以少病。但年轻人身体强健并不等于他各种功能都亢奋。人是在动态中生活的，不运动，各种功能都会减弱，就容易生病。

在中医看来，从形态上区分阴阳也是有的。例如，体内的津液属阴。又如，中医认为儿童是阳体。

掌握八纲辨证是非常重要的，它与用药关系密切。例如，已经是热证了，再给病人用补药，就等于火上浇油。笔者曾见有一初患感冒的病人，喝了一碗参汤后，数日内高烧不退。其他辨证对妇科临床较有帮助的为脏腑辨证、卫气营血辨证和病因辨证。

中医所说的脏腑与西医所说的内脏不同。虽然解剖上所指的器官大体是一样的，但对其功能之理解则完全不同。在妇科方面，中医认为五脏六腑机能协调是保证人体阴阳平衡、气血和顺的前提。若脏腑功能失调，尤其是肾、肝、脾的功能发生紊乱，失于和谐，就会引起各种妇科疾病。

肾主藏精，而精气是构成人体的基本物质，也是生殖之基础。肾气盛则月经正常；如肾精、肾阴不足，会出现月经紊乱、痛经、经崩漏下、症瘕积聚等疾患。故《傅青主女科》谓"经水出诸肾"。

肝为藏血之脏，而女子以血为本，肝与肾同居下焦，肾主闭藏，肝主疏泄。肾肝协调，使月经能定期藏泄。肝以疏泄为其正常机能。若情志不遂，可诱发肝郁气滞，引起痛经、月经失调、妊娠恶阻等。

脾（胃）为后天之体、统血之脏，是气血生化之源泉。若脾胃虚弱，中气不足，经量将减少，甚至闭经。脾气虚弱则不能统血，可导致崩漏带下、

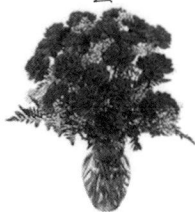

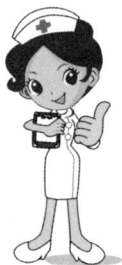

流产、经量多。

以上为中医学关于妇科疾病的基本理论与观点。中医师临床治疗时各有不同的角度与侧重点。例如，对月经先期的治疗，一位名中医认为多由邪热伏于冲任，迫血妄行所致，应主以清热凉血之药；另一位则认为应从肝论治，因肝郁血热兼气血不足，应主以疏肝清热之药，佐以平补气血之法。

妇科的脏器在盆腔内，以表里来分，属于"里"。妇科病不少是炎症，如常见的盆腔炎及下生殖道炎症，又如不孕症的输卵管不通，阴道流血等，这些都属"实"。从病人的整体来看，一般没有明显的不适。多数人能吃能走，生活如常，也能上班工作，没有明显虚弱的表现。所以，很多妇科病，笔者认为基本上是"实证""里证"。因此，从辨证论治的角度来说，用清热解毒药和活血化瘀药是符合原则的。

对于中西医结合治疗，目前医学界的共识是：西医诊断，中西医结合治疗，或单用中药治疗。使用中药又有两种方法：一种方法是按疾病分为若干类型。例如，对慢性盆腔炎，有中医将它分为脾虚湿盛型、肝郁湿蕴型及痰瘀互结型，对不同类型用不同方剂。另一种方法是用基本方剂。例如，对不孕症用一个名为"求嗣方"的方剂，这是一位名中医的基本方。他在此方的基础上，根据病情的不同作药物加减。笔者觉得基本方比较容易掌握，使用方便，疗效也很好。而根据病情加减药物，西医也可以掌握。但如果是一个使用中西医结合治疗的中医师，他可能倾向于前一种方法。

中医妇科的用药，除前文提及的以外，尚有多种。以下也是常用的妇科用药，现列出以做参考。

（1）木香：辛、苦、温，功效为行气、调中、止痛、止泻。能明显缩短胃排空时间，能直接松弛支气管平滑肌，与罂粟碱作用相似，有溶解纤维蛋白的作用。

举例：月经过多，可用当归龙骨丸——当归、芍药、黄连、槐实、炒艾叶各15g，龙骨、黄柏各30g，茯苓15g，木香7.5g。

（2）香附：辛、微苦、微甘、平，功效为疏肝理气，调经止痛。有雌激素样作用。对子宫有抑制作用，使其收缩力减弱，肌张力降低。有抗炎

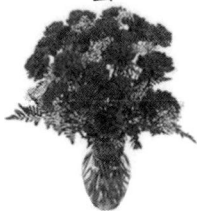

作用。

举例：月经后期可以用八物加香附汤——生地、白芍、当归、川芎、茯苓、白术、炒香附、青皮各9g，人参、甘草各3g。

（3）枳实：苦、辛、微寒，功效为破气消积、化痰除痞，具有兴奋子宫的作用，还有升压作用，能增加冠状动脉及脑、肾的血流量。

举例：产后恶露不下可用大承气汤——大黄12g，厚朴、枳实各15g，芒硝9g。

（4）川芎：辛、温，功效为活血行气，祛风止痛。能明显地扩张冠状动脉，增加心肌供氧量，缓解心绞痛。能改善脑血液循环，有抗血栓形成的作用。对平滑肌有解痉作用。

举例：经期延长可用温清饮——当归、白芍、熟地黄、川芎、黄连、黄芩、黄柏、栀子各4.5g。

（5）益母草：辛、苦、凉，功效为活血调经、利水消肿、清热解毒。有收缩子宫、兴奋子宫的作用。能抗血小板聚集及抗血栓形成。有降低血液黏度和抗血液凝固作用。

举例：痛经可以用痛经方——当归、益母草各

20g，川芎 10g，乌药、延胡索各 15g。

（6）川牛膝：甘、苦、酸、平，功效为祛瘀通经、引血下行、利尿通淋、补肝肾、强筋骨。有抗生育作用。

举例：闭经可用牛膝通经汤——川牛膝 20g，当归、赤芍、枳壳、益母草、郁金、党参各 15g，桃仁、柴胡各 12g，川芎 10g，红花 8g。

（7）乳香：辛、苦、温，功效为活血行气、止痛、消肿生肌。有镇痛作用。

举例：痛经可用乳没散——乳香、没药各等份。

（8）没药：苦、平，功效为活血、行气、止痛、消肿生肌。有抗菌、降血脂作用。

举例：痛经可用当归没药丸——当归、五灵脂（炒）各 30g，没药 15g。

（9）五灵脂：苦、甘、温，功效为活血止痛、化瘀止血。能抑制血小板聚集。有抗炎及抗溃疡作用，能提高免疫功能。

举例：用于崩漏。取五灵脂 9g，研末，开水送服。

（10）生地黄：甘、苦、寒，功效为清热凉血、养阴生津、润肠。能影响肾上腺皮质功能及皮质醇分解代谢，其临床应用广泛。

举例：月经先期可服凉血四物汤——当归、黄连、山栀、香附、槐花、川芎各 3g，白芍、生地各 6g，灯芯草 30 根。

（11）牡丹皮：辛、苦、凉，功效为清热凉血、活血化瘀、清退虚热。有抗病原微生物、抗心肌缺血及抗炎作用。

举例：崩漏可用十灰散——大蓟、小蓟、侧柏叶、荷叶、茅根、茜根、大黄、山栀、牡丹皮、棕榈皮各等份。

（12）地骨皮：甘、淡、寒，功效为凉血止血、清退虚热、清泻肺热。有解热、抗菌、镇痛作用。

举例：月经先期可用两地汤——大生地（炒）30g，麦冬肉 15g，地骨皮 9g，阿胶 9g。

（13）泽兰：苦、辛、微温，功效为活血祛瘀，行水消肿。临床上多用于月经过多、闭经、产后恶露不绝等。

举例：闭经可用柏子仁丸——炒柏子仁、牛

膝、卷柏各15g，泽兰叶、续断各60g，熟地黄90g，细末作丸。

（14）玄参：苦、甘、咸、寒，功效为清热凉血、解毒散结、滋阴降火、润肠。有解热、抗炎及抗菌作用。能增加冠状动脉血流量，有降压、改善微循环及毛细血管通透性、抗血小板聚集作用。

举例：产后发热可用玄连汤——玄参、连翘、天花粉、桔梗、前胡、牡丹皮、当归、陈皮各10g。

（15）延胡索：辛、苦、温，功效为活血、行气、止痛。有镇痛、催眠、镇静与安定作用，能增加冠状动脉血流量，有兴奋垂体——肾上腺系统的作用。

举例：痛经可用当归止痛汤——当归30g，延胡索、川芎、白芍各20g，甘草9g。

（16）细辛：辛、温，功效为祛风、散寒止痛、温肺化饮、宣通鼻窍。有镇痛和镇静、抗炎及抑菌作用。对平滑肌有抑制作用。

举例：用于产后身痛，细辛、独活、桑寄生、续断、当归同用。

（17）杜仲：甘、温，功效为补肝肾、强筋骨、降血压、安胎。能增强免疫系统功能，有对抗垂体后叶素所致子宫收缩的作用。有抗衰老作用。

举例：胎动腰痛如坠可用杜仲丸——杜仲、续断研末，枣肉作丸服。

妇科中成药在临床治疗上能够发挥一定的作用，其特点是种类多、使用简便、易于携带，许多患者乐于接受。以下是一些常用的妇科中成药。

（1）逍遥丸：①药物组成：柴胡、当归、茯苓、白术、白芍、薄荷、甘草。②功效：疏肝解郁、健脾和营、养血调经。③临床应用：妇女更年期综合征，乳腺小叶增生，经前乳房胀痛。

（2）复方丹参注射液：①药物组成：丹参、降香。②功效：祛瘀止痛、活血通经、清心除烦。③临床应用：慢性盆腔炎，陈旧性宫外孕。

（3）当归注射液：①药物组成：当归。②功效：补气活血、调经止痛。③临床应用：人工流产术镇痛，做术前肌肉注射。

（4）桂枝茯苓胶囊：①药物组成：桂枝、茯苓、牡丹皮（去心）、桃仁（去皮尖）、芍药。②功效：活血化瘀、化痰通络、温经通脉。③临床应用：药物流产后子宫出血，功能失调性子宫出血，乳腺良性增生，子宫肥大症。

（5）宫血宁胶囊：①药物组成：重楼。②功效：凉血、收敛止血。③临床应用：宫内节育器致子宫异常出血，妇产科出血性疾病，包括放环后出血、炎性出血，药物流产后子宫出血、产后子宫出血。

（6）女金丹：①药物组成：当归、白芍、川芎、熟地、党参、白术（炒）、茯苓、甘草、肉桂、益母草、丹皮、没药（制）、延胡索（醋制）、藁本、白芷、黄芩、白薇、香附（醋制）、砂仁、陈皮、赤石脂（煅）、鹿角霜、阿胶。②功效：暖宫调经、养血祛瘀、理气止痛。③临床应用：排卵期出血、不孕症、痛经、月经不调。

（7）当归调经丸：①药物组成：党参、炒白术、茯苓、熟地、甘草、当归、川芎、白芍、阿胶珠、延胡索、砂仁、香附、杜仲、续断、陈皮、肉桂、桑寄生、菟丝子、艾叶、丹皮、黄芩、白薇、荆芥。②功效：补肾暖宫、益气养血、调经止带。③临床应用：月经周期不定，不孕症，痛经。

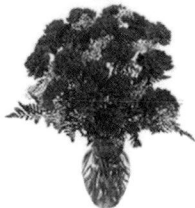

（8）消糜栓：①药物组成：硼砂、蛇床子、川椒、枯矾、血竭。②功效：消炎、活血、燥湿、止血、去腐生肌。③临床应用：宫颈糜烂、宫颈炎。

（9）妇炎净胶囊：①药物组成：苦玄参、地胆草、当归、鸡血藤、五指毛桃、两面针。②功效：清热祛湿，行血止痛。③临床应用：妇科炎症，如附件炎、盆腔炎、子宫内膜炎等。

（10）洁尔阴洗液：①药物组成：蛇床子、苦参、黄柏、苍术、艾叶、独活、石菖蒲。②功效：清热解毒、杀虫止痒、祛风除湿。③临床应用：尖锐湿疣，妇产科炎症，如霉菌性、滴虫性阴道炎。

笔者现在能做到的是用西医诊断，中西医结合治疗。根据疾病，定一个基本中药方剂，辨证论治则在一个小的范围内进行。例如，在活血化瘀的方剂中，如病人有便秘，可加大桃仁的量，或加用郁李仁或当归。后两种药能润肠通便，并有利于消肿、活血。如有腹痛，则加用延胡索，因它能镇痛，并有活血化瘀作用。

笔者使用活血化瘀药是受到《急腹症》的启发。该书介绍了不同情况的急腹症，如宫外孕。书中认为可以用中药治疗，并举出一些病例，说明宫外孕病人腹腔内有很多血，不做手术，腹中的血也可以通过服用中药而被吸收，基本药物是三种：丹参、赤芍、桃仁。后来笔者所用的活血化瘀方剂也是参考这本书。不过，宫外孕不做手术是不恰当的，只有做手术，才能有效地止血。

中药与西药能互补，如慢性盆腔炎，用西药抗生素时间不可太长，否则会导致肠道菌丛失调。若用西药一周后继续用中药治疗，病人容易接受，效果也很好。

中药的协同作用是明显的，这是中药复方的一个特点。笔者一般用三种清热解毒药，用量在 10 克左右，属小剂量。虽然剂量小，但它们有协同作用，所以功效大；而且剂量小也不至于引起不良作用。即使服用较长的时间，如 3～4 周，多数病人也能接受。慢性盆腔炎的炎症消退需要较长的时间，中药刚好能满足治疗的要求。不过，中药不是完全没有毒性的，用量过大或服用时间过长，也是有问题的。

中药大多是口服药，所以要特别注意保护胃。

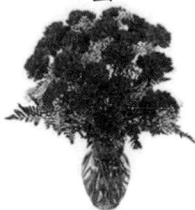

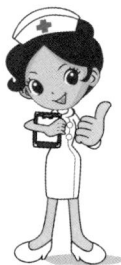

清热解毒药多寒凉，容易伤胃。为此，在方剂中宜加用陈皮和白术。陈皮能理气、调中、燥湿、健胃、助消化，能舒解胃脘胀痛和酸性物质分泌过多；白术能补气健脾、燥湿，能帮助克服脘腹胀痛。在使用清热解毒药时，这两味药必不可少。

中医有戒口的观点，但一般西医不习惯让病人戒口。笔者认为，在一定程度上，戒口是可取的。例如，在疾病治疗期间，少食或不食虾、蟹等海鲜食物为好，这些食物容易导致所谓的"发"。以笔者的理解，"发"就是使已存在的、隐蔽的炎性病灶或某些异常的功能加剧浮现出来。临床观察也确实如此。一些慢性盆腔炎病人吃了虾之后，下腹更觉不适。又例如，一名牙痛或牙龈有不适的病人，吃了虾蟹后，立即肿痛加剧。反过来，对人体保健有好处甚至能治病的食物也很多，这就是中医所说的药食同源。

中医注重环境和气候，其对人体的影响也是明显的。在笔者接诊过的病人中有一名妇女，她说她曾经行军，涉水过河。当时是冬季，河水冰冷。在那之后，她长时间闭经。除了自然环境能够影响人体外，家庭和社会环境的影响也是明显的。

　　若病人有闭经史，又有饮食喜恶的改变，加上诊脉为滑脉，中医师就会作出妊娠的诊断。其中滑脉是很重要的依据。当妊娠至两个月及以后，孕妇体内性激素显著增加，各种组织都会受到不同程度的影响，同时血容量也会增加。此时，血管壁的弹性也明显增大，使检查者有"滑"的手感。在停经两个半月后，中医根据对滑脉的认识诊断妊娠，笔者认为多数是可靠的。

　　笔者的中医中药知识，主要靠自学和实践；在实践中琢磨、体会，也不间断地看一些书，参考别人的经验，把学到的东西逐步深化。从掌握治疗手段的角度来说，多懂一些中医中药知识，治病能更加游刃有余，效果也会更理想。

第二十四章 中西医结合治疗一些妇科及外科病例

中西医结合治疗是指同时使用中医与西医的治疗方法，其诊断主要靠西医，而治疗可单独用中医或中西医两种方法并用。在以下病例中，多数用中药治疗，但在全部不孕症病例中，两种方法可同时用。

1. 不孕症因输卵管阻塞而引起的病例——15 例治疗小结

1982—1991 年，笔者以中西医结合的方法治疗输卵管阻塞 15 例，成功率为 86.6%（13 例）。

治疗方法：中药基本方剂为赤芍、桃仁、丹参三味，并根据情况加用其他活血化瘀药，如益母草、泽兰、当归、三棱、莪术、穿山甲等。

西药：口服地塞米松或菠萝蛋白酶，或肌注糜蛋白酶。

手术：输卵管通液术。用生理盐水 20mL，加庆大霉素 1mL（80000U/mL）及地塞米松 2mg（2mL），于月经停后做一次或两次，如手术显示无阻塞，表示手术成功。

疗程包括经前服中药 2~3 周，并同时服用西药。通液术则在经后进行 1~2 次。经前中西药同时使用的目的是软化组织及使粘连分离，一般 1~4 个疗程就可以了。

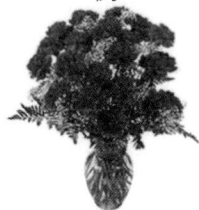

病例介绍一

病人 P，26 岁，结婚 6 年不孕，于 1982 年 10 月 18 日进行通液术，并发现双侧输卵管阻塞。通过两个疗程的治疗，双侧输卵管畅通。至 1984 年 11 月，病人已怀孕 6 个月，并于 1985 年顺利产下一女婴。

病例介绍二

病人 W，23 岁，结婚两年，不孕，于 1987 年 9 月 1 日就诊。诊断为双侧输卵管不完全阻塞。治疗一个疗程之后，病人于同年 12 月 12 日被证实为两个月妊娠，此时耻骨联合上可触及宫底，实验室检查尿 HCG 高于 20 000U。

病例介绍三

病人 Q，26 岁，结婚两年，不孕，于 1991 年 8 月 17 日就诊。诊断为双侧输卵管不通。共接受 3 个疗程治疗。第 1、2 疗程结束后各行输卵管通液术 2

次，第 3 个疗程结束后双侧输卵管即畅通，1992 年
2 月 18 日就诊时已妊娠 3 个多月。

🖊 病例介绍四

病人 S，27 岁，结婚 3 年，未孕，于 1987 年 7
月 14 日就诊。服中西药一周后做输卵管通液术，证
实为双侧输卵管阻塞。病人继续服中西药。

9 月 23 日，行通液术：右输卵管畅通，左输卵
管部分阻塞。病人继续服中西药两个月，西药加用
糜蛋白酶。

12 月 4 日，行通液术：双侧输卵管畅通。

2. 盆腔包块

🖊 病例介绍一

病人 R，30 岁，于 1973 年 5 月 3 日就诊，主诉
为结婚 7 年不孕。

妇检：子宫后倾，体积比正常稍小，活动。在
阴道右穹隆可触及一 4cm × 3.5cm 之圆形包块，囊

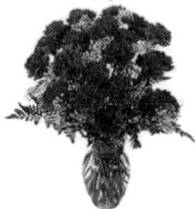

性，有触痛。宫颈有轻度糜烂。

5月4日，病人来月经。

5月17日，阴道断续流血持续数天，血止后又出现腰痛。脉弱。

中药处方：当归 15g，桂枝 12g，木通 15g，赤芍 21g，细辛 3g，红花 3g，茯苓 21g。

给予该药 5 包，嘱每两日服一包。

7月5日复查，病人末次月经（LMP）为 6 月 3 日，情况正常，只觉右下腹轻微痛感。

妇检：子宫后倾，体积正常，活动。右侧囊性包块已扪不到，右卵巢体积正常，右输卵管稍增厚并轻压痛；左输卵管增厚，有压痛。

病人大便硬结，尿色较深。

予以前述中药 3 包，加用车前子 15g，金银花 21g，黄柏 15g。

1974 年 7 月 11 日再次复查，患者月经为 6 月 30 日。

妇检：子宫后倾，右盆腔包块已扪不到。

✎ 病例介绍二

病人 T，33 岁，于 1973 年 6 月 27 日入院。主诉为闭经 48 日，伴有腰痛及下腹痛，近 7 日出现不规则阴道流血。

病人 LMP 为 5 月 9 日，其后一个月，她觉得唾液大增，并偶有恶心。6 月 21 日，阴道出血少许，伴有下腹胀痛。到门诊部就诊，诊断为先兆流产，她接受了保守治疗。6 月 24 日，病人发热至 39℃，并有腰部剧痛，两日后，出现中等量的阴道流血及下腹痛。

病人育有一小孩，但自 1965 至 1977 年进行过 3 次人工流产。

妇检：腹部无压痛，阴道流出中量黑红血性液，子宫前倾，稍偏左，无增大或变软，活动。宫底有压痛。左穹隆触及一核桃大软性包块，稍具椭圆形，边缘不太清楚，有明显压痛。右侧附件可触及，无压痛。宫颈举痛明显。

临床诊断：①左侧输卵管妊娠？②左侧附件炎性包块？

6 月 27 日，尿妊娠试验阴性。

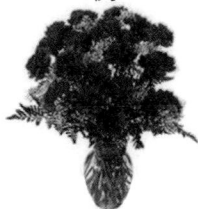

6月28日，阴道流血稍增，左侧腹部痛。舌苔：白，薄。舌质正常。脉：较沉。

中药处方：丹参15g，赤芍15g，乳香6g，没药6g，桃仁9g，当归9g，桂枝9g。

病人一次性服下一大碗药，结果当晚阴道流血增加。

6月29日，阴道流血减少，腹痛有所缓解。

6月30日，守上方。

7月3日，守上方。

7月5日，守上方。

7月7日，腹痛及下腹坠胀感大体上消失，已两日无阴道流血。

妇检：子宫前倾，体积正常，无压痛。左附件稍厚，其散端稍厚，但无明显压痛。右附件可触及，无压痛。

舌苔：正常。

由于病人食欲不太好，中药处方改用增减血府逐瘀汤：当归12g，赤芍12g，川芎6g，地黄15g，桃仁6g，桔梗6g，橘壳12g，陈皮15g，桂枝9g，生姜皮1块。

7 月 9 日，守上方。

7 月 11 日，守上方。

7 月 13 日，腰痛，精神差，守上方，但增杜仲。

7 月 14 日，妇检：子宫前倾，体积正常，活动。左输卵管稍增厚，以壶腹部为明显，有轻微压痛。右附件可触及，无压痛。宫颈：无炎症。

中药处方：丹参15g，赤芍15g，乳香6g，没药6g，桃仁9g，当归6g，桂枝12g。

7 月 16 日，中药处方改为：丹参 15g，乳香6g，赤芍 15g，没药 6g，桃仁 6g，桂枝 9g，三棱9g，莪术 9g。

7 月 18 日，守上方。

7 月 20 日，有阴道流血，量中等，深红。守上方，但调整为三棱6g，莪术 6g。

7 月 26 日，前一日已无阴道流血。妇检：子宫前倾，体积正常，活动，无压痛。左输卵管增厚，以壶腹部较为明显，但软而无压痛；右输卵管可触及，无压痛。

中药处方如20日，予2包。

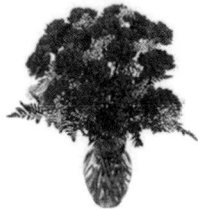

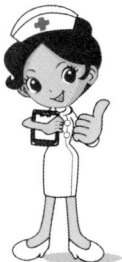

7 月 30 日，腰痛，其他无特殊。

中药守上方，予 2 包。

8 月 4 日，面部及下肢浮肿。舌苔：正常。

中药处方：当归 12g，赤芍 12g，桂枝 12g，木通 15g，茯苓 24g，猪苓 15g，车前子 9g，细辛 3g。

8 月 5 日，妇检：子宫前倾，体积正常，活动，无压痛。左输卵管壶腹部稍增厚，无明显压痛，右附件无特殊。

患者常有便秘，约 2～3 日或 7 日一次。近日食欲差。

中药处方：当归 15g，赤芍 12g，桂枝 12g，木通 12g，细辛 3g，茯苓 18g，熟地 12g，车前子 9g，地黄 12g。

8 月 8 日，浮肿明显消退。

中药处方：当归 15g，桂枝 12g，赤芍 12g，木通 15g，细辛 3g，茯苓 21g，车前子 9g，甘草 3g，陈皮 15g，枳壳 9g，生姜皮 2 块。

考虑到患者的闭经及早孕不适症状病史，左侧盆腔包块很可能是输卵管妊娠。中药使妊娠物吸收，所以增大的壶腹部逐渐缩小而变得清晰。药物强有力的作用使输卵管渐渐回复正常。中药的另一个优点就是使其他伴随的困扰，如食欲差、浮肿、便秘及精神差等，均能得到满意的治疗。

3. 阑尾炎性包块

病例介绍一

病人 X，14 岁，男性，于 1970 年 7 月 23 日就诊，主诉为右下腹痛性包块 3 日。

体检：右下腹有一 6cm × 4cm 包块，有压痛。脉搏：112 次/min，紧。舌苔：白。

中药处方：大黄 9g，芒硝 9g，桃仁（碾碎）12g，南瓜子 12g，金银花 30g，黄连 15g，紫花地丁 15g，蒲公英 15g，败酱草 15g，甘草 3g，丹皮 9g。

西药：青霉素 400 000U 及链霉素 0.5g，各肌注 3 次。

7 月 24 日复查，病人昨日服药四次，于昨晚及今日大便四次。自觉右下腹痛缓解，并觉腹内有凉感。

体检：体温 37.7℃，脉搏 100 次/min。脉：紧

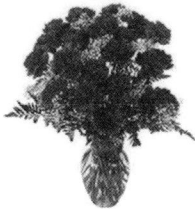

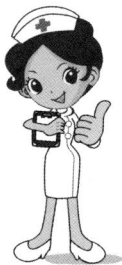

而快。右下腹部包块明显缩小，大小为 5cm ×
3.5cm，边缘清楚，有触痛，但无反跳痛。

中药处方：大黄 9g，丹皮 9g，桃仁（碾碎）
12g，南瓜子 12g，金银花 30g，紫花地丁 15g，蒲公
英 12g，败酱草 15g，黄连 12g，甘草 3g。

予一包。

7 月 25 日，病人自己行走来就诊。

体检：包块进一步缩小，无压痛。脉搏：88
次/min。昨日大便七次，今日三次。尿量少，
色深。

中药处方：大黄 6g，败酱草 9g，丹皮 9g，桃仁
9g，明党参 15g，赤芍 9g，金银花 30g，紫花地丁 9g，
蒲公英 9g，黄芪 9g，木通 9g，牛蒡子 6g，甘草 3g。

9 月 2 日，病人自觉病已痊愈。

体检：右下腹部扪到一鸽子蛋大的包块，较
软，无压痛。上行结肠的一段可触及，但无压痛。

病例介绍二

病人 Y，15 岁，男性，于 1970 年 5 月 11 日入
院，主诉为右下腹痛 15 天。

体检：右下腹触及一鸡蛋大的包块，有压痛。

初步诊断为阑尾炎形成炎性包块。

病人来就诊前接受过青霉素、链霉素注射。

中药处方：大黄 6g，茯苓 6g，芡实 6g，丹皮 9g，青皮 3g，白芍 9g，连翘 30g，黄芪 21g，紫花地丁 15g，桃仁 6g，金银花 15g。

5 月 12 日，病人服药后大便三次，翌日，腹痛明显缓解。

体检：腹部包块缩小并变软。

随后数日，患者服用八包药。腹部包块缩减至鸽子蛋大小，无触痛。

5 月 25 日，病人出院。

4. 盆腔囊性包块

病例介绍

病人 U，32 岁，于 1975 年 3 月 18 日入院，主诉为双侧下腹痛两个月。

每次体力劳动增加时，病人觉得疼痛亦增加。

病人婚后分娩 3 次。

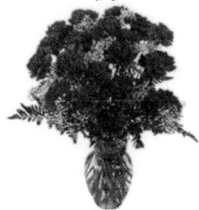

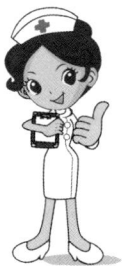

体检：一般情况良好。

妇检：子宫后倾，活动。于右穹隆触及一 5cm × 3.5cm × 3cm 之囊性包块。

初步诊断：右侧囊性包块（卵巢的？）

中药处方：丹参 15g，赤芍 21g，桃仁 9g，乳香 6g，没药 6g，桂枝 15g。

每两日服一包（剂）。

4月18日，服13剂后，腹痛消退，只余下右侧轻微痛感。脉：沉。舌苔：白、薄。

中药处方改为血府逐瘀汤：当归 9g，熟地 15g，赤芍 21g，川芎 3g，红花 6g，桃仁 12g，枳壳 15g，柴胡 12g，陈皮 15g，甘草 6g。

4月21日，已服药两剂，放屁频繁，有少许腰痛，大便硬。

守上方，但熟地改为生地。

妇检：子宫后倾，活动。右穹隆触及一 5cm × 2.5cm × 2cm 之椭圆形囊性包块。

4月23日，从本日起，患者一日服一剂以加快包块的吸收。

中药处方：当归 9g，地黄 15g，川芎 6g，红花

6g，桃仁 9g，枳壳 9g，柴胡 6g，桔梗 6g，牛夕 6g，甘草 3g。

4 月 26 日，腹胀，左腿痛。守上方，加独活 9g。

5 月 9 日，妇检：右侧囊性包块扪不到，子宫后倾，大小正常，右输卵管壶腹部稍增厚，软。

患者觉经前腹痛消除。

中药处方：血府逐瘀汤加玄参 15g，地黄 15g，麦冬 15g。每日服一剂。

5 月 22 日，妇检：子宫后倾，大小正常，活动。右穹隆扪不到包块，输卵管无明显增厚，左附件无特殊。

中药处方：当归 12g，赤芍 15g，丹参 12g，桂枝 12g，延胡索 12g，玄参 15g，麦冬 15g。

6 月 9 日，妇检：右穹隆扪不到囊性包块，右卵巢可触及。右输卵管稍增厚，有轻微压痛。

病人尿量有增加，大便硬，有腰痛及头晕。

中药处方：当归 12g，赤芍 15g，丹参 12g，地黄 18g，麦冬 15g，益智仁 12g，细辛 3g，续断 15g，桂枝 9g，远志 6g。

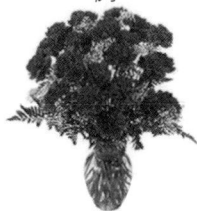

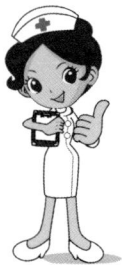

6 月 11 日，病人出院。

5. 双侧附件炎并宫骶韧带炎

病例介绍

病人 W，35 岁，于 1988 年 6 月 11 日就诊。主诉为 4 年前放入宫内节育器之后，一直月经量多。8 年前顺产一胎，后来做过两次人工流产。

妇检：阴道内少量黄、稠分泌物。宫颈中度糜烂。子宫前倾，体积正常，活动。双侧附件增厚，压痛 +，摆动宫颈引致双侧疼痛。双侧宫骶韧带增厚并压痛 +，以左侧为甚。

巴士涂片：无癌细胞，个别细胞的核较大。

处理：庆大霉素 80 000U 肌注，每日 2 次，7 天。菠萝蛋白酶 3 片，每日 3 次，7 天。维 C 片 0.2g，每日 3 次，7 天。

6 月 18 日，阴道分泌物大有减少，腹痛也缓解很多。

中药处方：当归四逆汤加白花蛇舌草及重楼。

西药：宫颈涂药。

7月2日，病人轻度腹痛，月经量减少。

宫颈：局部涂重铬酸钾。

中药处方同前，因缺少重楼，以金银花代替，另加陈皮及白术，给予6剂药。

西药：复合维生素B两片，每日3次。

7月9日，病人偶有下腹痛，阴道分泌物减少，大便变软。

中药处方同前，加茯苓、鸡内金及延胡索，予6剂。

西药：复合维生素B。

7月30日，无腹痛，月经量较上次少。

中药处方：与上次相同。

西药：宫颈局部涂药，口服维C及复合维生素B。

8月23日，无腹痛，阴道分泌物少。

妇检：外阴及阴道无特殊，宫颈光滑，摆动无痛感。子宫后倾，体积正常，活动。双侧附件：无压痛。双侧宫骶韧带无压痛。

予四物汤（用北沙参）加金银花、菊花、当归、白芍、柏子仁及黄芩。中药处方目的在于巩固

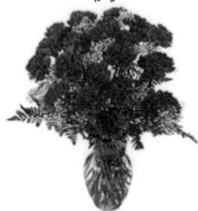

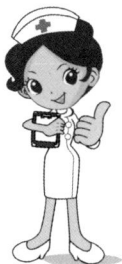

疗效。

6. 双侧慢性输卵管炎治疗后获妊娠

病例介绍

病人 X，38 岁，于 1972 年 8 月 16 日就诊，主诉为痛经及经量多已两年。经期病人觉双侧下腹痛并放射至臀部及双大腿内侧，引致走路困难。

曾生产三胎，最小已 6 岁，其分娩需用手取胎盘。

妇检：子宫前倾，体积正常，但触扪有不平感。双侧输卵管增厚，有压痛，尤以左侧为甚。

初步诊断：双侧慢性输卵管炎。

由于马上要来月经，给予病人丙酸睾酮 25mg，肌注每日一次，共 3 天。

8 月 26 日，月经量仍多，而腹痛亦未减少。脉：紧而沉，68 次/min。舌苔：白、薄。胃口尚好。

中药处方：地黄 21g，桂枝 9g，茯苓 21g，丹皮 9g，桃仁 9g，赤芍 15g，当归 15g，红花 3g，大枣 15g，金银花 15g，陈皮 9g。

予每 2 日服一剂。

西药：维生素 B1 100mg，肌注，每 3 日一次，共注射 10 次。

11 月 25 日，病人共服中药 9 剂，痛经减轻了六成，月经量大为减少。此后，未再来月经，病人意识到有可能怀孕。

1973 年 4 月 29 日，病人经检查后，发现妊娠已 6 个月。

7. 左侧输卵管—卵巢炎伴有不规则阴道流血

病例介绍

病人 Z，36 岁，于 1972 年 6 月 28 日就诊。主诉为阴道不规则出血 50 日，并近 5 个月常感腰痛。

妇检：宫颈肥大，上唇有炎性表现及充血，阴道分泌物量多。子宫后屈，偏左，试图恢复子宫正常位置，但失败，子宫后方似乎有粘连。于子宫左侧触及一 2.5cm×2cm×1.5cm 包块，边缘不清楚，压痛＋＋。

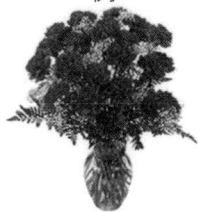

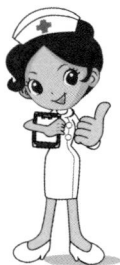

阴道涂片：性激素水平轻度低落。

7月2日，病人觉腹胀，食欲差。脉：沉、弱。有感冒症状。

中药处方：柴胡9g，葛根9g，陈皮15g，茯苓18g，山药21g，杜仲12g，砂仁3g，枸杞子15g，甘草6g。

7月4日，进行诊断性刮宫，宫腔深7.5cm，子宫内膜厚度中等。

服中药后病人食欲改善很多，仍有轻微腹痛及便秘。

中药处方：陈皮18g，白术9g，茯苓18g，大枣18g，杜仲15g，仙鹤草9g，艾叶9g，黄柏12g，砂仁3g，鸡血藤12g，当归18g，生姜皮3片。

7月9日，刮宫后的出血停止。病人又患急性扁桃腺炎，因而接受青霉素、链霉素肌注3天。咽部检查：扁桃腺急性充血并增大。脉：弱如丝线。

中药处方（当归四逆汤加减）：当归15g，桂枝9g，赤芍21g，木通9g，丹参12g，黄柏21g，郁金12g，陈皮9g，鸡内金6g，茯苓21g。

续用青霉素、链霉素两日。

7月13日，病人有心悸，睡眠及精神差，无食欲，腰痛，口干，时有恶心，阴道分泌物量多等情况。

中药处方：当归21g，桂枝9g，茯苓24g，地黄18g，炒酸枣仁18g，陈皮15g，半夏9g，香附9g，延胡索9g，黄柏15g，鸡内金6g，煅龙骨15g。

7月14日，病人的症状大部分消除，自觉缓解很多，需坚持服中药较长一段时间，每3天服1剂，目的是根除左侧输卵管—卵巢包块（使用桂枝茯苓汤合当归四逆汤加减）。

中药处方：桂枝9g，茯苓24g，赤芍21g，丹皮12g，桃仁6g，当归21g，木通9g，陈皮9g，香附6g，柴胡6g。

7月22日，病理报告：子宫内膜表现分泌期活动，其中有些腺体有增生期表现。

8月6日，月经出现于7月15日，5天后结束，基本上正常。病人服了8剂中药，精神状况好转，左侧下腹痛大有好转。近日，小便次数增多，有时觉尿急。

中药方基本同前，但减去柴胡，加大枣21g，

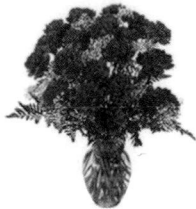

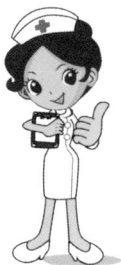

延胡索9g。减药量者为：赤芍18g，丹皮9g。

8月8日，轻度腰痛，阴道分泌物稍增。

妇检：子宫后倾，活动，无压痛。左侧宫旁包块扪不到，但可触及输卵管增厚之壶腹部，左卵巢可触及，大小正常，与输卵管明显分开，右输卵管增厚，质软，无压痛。

脉：较以前增强。

中药处方：桂枝9g，茯苓24g，赤芍18g，丹皮9g，桃仁6g，当归21g，木通9g，陈皮9g，黄芪21g，大枣21g，黄柏6g。

每二日服一剂，约一月服十剂，经期中不服此药。

病人回家一段时间之后，寄回一信，说情况很好，月经也恢复正常。

8. 更年期月经量过多伴有多种症状

病例介绍

病人Y，52岁，教师，于1972年11月30日就诊，主诉为月经量过多，伴有怕冷，五更泻，尿频，贫血，口干及多饮。

脉：快而不规则。舌苔：白、厚。舌质：色稍见暗红。

中药处方（参考六味地黄汤）：熟地12g，炒蒲黄12g，山萸肉12g，山药15g，茯苓15g，丹皮6g，仙鹤草21g，炒艾叶9g，阿胶15g，海螵蛸9g，甘草6g，当归6g，黄柏9g，人参6g。

12月7日，服药后2天，月经停止。

实验室检查：Hgb60%（8.5g）、RBC3 000 000、WBC5400、N48、L52、血小板175 000、出血时间10秒、凝血时间4分20秒。

睡眠尚好，但有腰酸、怕冷及头晕的问题。五更泻已止，大便却转硬，口干，舌苔白而厚。

中药处方：熟地12g，山萸肉12g，山药15g，茯苓15g，艾叶9g，阿胶9g，海螵蛸12g，龙骨12g，牡蛎12g，甘草9g，当归6g，人参6g，黄柏12g，仙鹤草12g，芡实9g。

12月14日，服二氢氯噻嗪后，浮肿消失，尿量增加。患者觉头晕、胃不适、心悸、腰痛、阴道分泌物增加及气短。

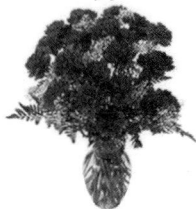

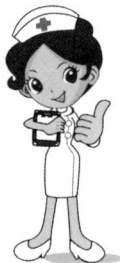

舌苔：白、干且厚。脉：沉、弱。血压：110/90mmHg。

中药处方：人参4.5g，党参18g，白术12g，茯苓15g，甘草6g，熟地9g，枸杞子15g，龙骨15g，牡蛎15g，当归15g，桂枝9g，猪苓15g，车前子9g。

12月20日，实验室检查：肝功能正常。

患者觉手心发热，双侧下腹痛。舌苔：白、厚。

中药处方：熟地12g，山萸肉12g，茯苓15g，山药15g，枸杞子21g，杜仲12g，龙骨12g，牡蛎12g，肉桂9g，芡实9g，甘草6g，车前子12g，明党参15g，陈皮9g，生姜皮3片。

12月28日，两侧下腹部无触痛，食欲正常。往日不能吃鸡，但现在可以。睡眠不太好，仍有一些浮肿。尚有心悸、气短及精神差，乳房胀已有五天，长期以来被认为是经前症状。

中药处方：熟地12g，山萸肉12g，茯苓24g，山药15g，枸杞子21g，杜仲12g，龙骨15g，牡蛎15g，肉桂9g，白术12g，猪苓15g，陈皮12g，甘草 6g，丹皮 6g，生姜皮 3 片。

1973 年 1 月 5 日，LMP 出现于 1972 年 12 月 30 日，历时 3 天，量多。

病人视力差，早晨懒于起床，有轻度浮肿，月经后的阴道排出较少，但平时白带多，时有腹部绞痛。

中药处方：熟地 15g，山萸肉 12g，茯苓 24g，山药 15g，枸杞子 24g，杜仲 12g，龙骨 12g，牡蛎 12g，肉桂 9g，陈皮 9g，厚朴 9g，阿胶 15g，艾叶 9g，炒蒲黄 12g，甘草 6g。

1 月 9 日复查，月经于 1 月 5 日停止。

妇检：子宫后屈，增大，不硬，活动。尝试用手恢复子宫至正常位置，不成功。宫体左角有中度压痛。双侧附件：无特殊。宫颈：肥大，下唇有糜烂。阴道分泌物：黏液性，黄色。

粪便实验室检查：少量蛔虫卵。

处理：枸橼酸哌嗪 3g×2，每晚服 3g。

1 月 12 日，排出五条蛔虫。

病人表现出肾阳虚，因此给予右归饮以温暖肾阳及加强利尿。

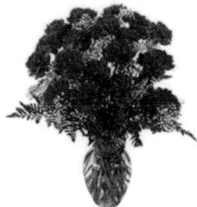

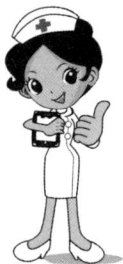

中药处方：山萸肉 15g，山药 18g，茯苓 21g，熟地 15g，杜仲 12g，车前子 9g，肉桂 9g，附子 9g，龙骨 15g，甘草 3g，黄柏 12g。

1 月 18 日，发热感缓解，口干有改善。

下腹痛轻微，但浮肿尚存，睡眠不太好。

舌质：舌尖充血，色深。

中药处方：山萸肉 15g，山药 18g，茯苓 21g，熟地 15g，杜仲 12g，车前子 12g，肉桂 6g，附子 6g，龙骨 15g，黄柏 9g，桂枝 3g，甘草 3g，生姜皮 3 片。

1 月 22 日，病人觉好些，食欲有改进，大便则两日一次。浮肿有点增加，也出现少许阴道流血，这些可能是月经来的前兆。

中药处方：龙骨 12g，牡蛎 12g，山萸肉 15g，山药 15g，茯苓 15g，熟地 12g，当归 9g，益母草 15g，红花 2g，仙鹤草 21g，炒艾叶 15g，炒蒲黄 12g，阿胶 15g，桂枝 6g。

1 月 24 日，月经于 1 月 23 日来，量颇多，但比上次少。

中药处方：山萸肉 15g，山药 15g，茯苓 15g，桂枝 4g，阿胶 18g，炒艾叶 15g，仙鹤草 21g，炒蒲黄 15g，益母草 15g，红花 2g，龙骨 12g，牡蛎 12g。

1 月 29 日，月经血转变为水样。浮肿有些减轻，但病人觉胸部沉重，并失去胃口。

脉：较前增强。舌苔：白。舌质：舌尖部分色稍暗。

中药处方：桂枝 6g，茯苓 21g，白术 12g，猪苓 15g，仙鹤草 15g，炒艾叶 12g，炒蒲黄 9g，党参 15g，明党参 15g，陈皮 12g，山楂 9g，肉桂 3g，甘草 3g，鸡血藤（软提取物）9g。

西药：维生素 B1 100mg，肌注，每日 1 次，共 3 日；叶酸片，每次 2 片，每日 3 次，共 3 日。

2 月 5 日，服中药后觉好一些，浮肿减轻，胃口改善，腹胀痛偶然出现。

舌质如前。

中药处方：熟地 18g，山药 15g，茯苓 18g，山萸肉 12g，龙骨 12g，陈皮 9g，香附 6g，党参 15g，明党参 15g，桂枝 6g，肉桂 3g，车前子 9g，甘草 6g，枸杞子 15g，生姜皮 3 片。

西药：肝注射液 1 支，肌注，每日 1 次，共

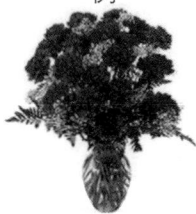

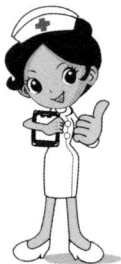

5 日。

官颈局部涂药。

2 月 12 日中药处方：桂枝 6g，茯苓 15g，猪苓 15g，车前子 9g，益母草 18g，红花 2g，肉桂 3g，党参 15g，明党参 15g，龙骨 12g，麦冬 12g，甘草 6g，生姜皮 3 片。

2 月 15 日，浮肿减退，只有轻微腰及腹痛。睡眠不太好。

中药处方：同前，另加香附、陈皮、杜仲。

这段时间的中药是为了利尿以缓解浮肿及减少子宫肥大。

2 月 17 日，病人每当腰酸明显，即会因浮肿而感觉全身紧绷。上次处方的苦味引致胃不适。尿量有增加，但其色仍较深。

中药处方：桂枝 6g，茯苓 21g，猪苓 15g，车前子 9g，益母草 9g，红花 3g，肉桂 6g，煅龙骨 15g，党参 15g，明党参 15g，甘草 6g，大枣 9g，杜仲 9g，陈皮 12g，生姜皮 3 片。

2 月 19 日，月经未来，继续服上处方，浮肿有减退。

2月22日，浮肿增加，病人觉胸部沉重，精神差，胃口不好，有出汗及下腹痛。脉：稍有不规则，弱。可能月经很快来。

中药处方：桂枝3g，猪苓15g，茯苓24g，木通9g，陈皮12g，益母草9g，红花3g，肉桂6g，白术12g，明党参15g，太子参18g，龙骨15g，牡蛎15g，山楂9g，甘草6g，大枣12g，续断15g，生姜皮3片。

西药：维生素B1 100mg，肌注，每日1次，共3日。

2月25日，月经于2月24日来。

中药处方：龙骨18g，海螵蛸12g，桂枝6g，山黄肉12g，茯苓18g，熟地9g，当归9g，益母草15g，仙鹤草21g，炒艾叶15g，炒蒲黄15g，阿胶15g，白术9g，陈皮9g，甘草6g，太子参18g。

3月1日，月经前2天量多，后数日转为清水样。有心悸、浮肿、倦怠、口干、硬便、腹痛、四肢麻木及腿无力。脉：不规则。

中药处方：党参24g，茯苓24g，白术15g，甘草9g，陈皮12g，麦冬12g，枸杞子21g，杜仲12g，

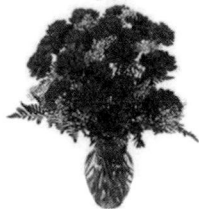

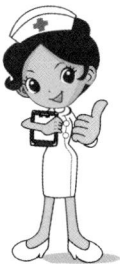

当归 15g，猪苓 15g，车前子 9g，肉桂 9g，炒酸枣仁 15g，龙眼肉 18g，黄芪 21g。

3 月 6 日，病人于 3 月 3 日服龙胆泻肝汤加龙骨、海螵蛸等药。服后觉更不好，浮肿反增加。但服用 3 月 1 日所开处方，病人却觉好些。

中药处方：党参 18g，白术 12g，茯苓 18g，枸杞子 21g，肉桂 9g，龙眼肉 15g，炒酸枣仁 12g，龙骨 12g，甘草 6g，黄芪 18g，猪苓 18g，车前子 9g，麦冬 12g，附子 6g。

3 月 8 日，服药后，病人觉月经快要来，因此没有用附子，但处方仍基本上与 3 月 1 日同。现在，大便软，次数增多，因此当归停用。

中药处方：枸杞子 15g，党参 18g，白术 12g，茯苓 18g，甘草 6g，陈皮 12g，麦冬 9g，杜仲 12g，猪苓 15g，车前子 12g，肉桂 3g，桂枝 6g，炒酸枣仁 9g，龙眼肉 15g，黄芪 18g。

3 月 15 日，病人已工作了 7 天，浮肿明显消退，尿色清，胃口好，睡眠有改善，仍有口干及经前胸痛。

中药处方：枸杞子 21g，党参 21g，白术 9g，茯苓 18g，甘草 6g，陈皮 12g，麦冬 9g，杜仲 12g，当归 9g，猪苓 15g，车前子 12g，肉桂 6g，桂枝 6g，炒酸枣仁 12g，龙眼肉 15g，黄芪 18g。

3 月 21 日，月经为 3 月 20 日，量多，有稀少血块。

西药：安络血 10mg 肌注，每日两次。

中药处方：山萸肉 15g，山药 15g，枸杞子 18g，茯苓 24g，杜仲 12g，甘草 6g，陈皮 9g，炒蒲黄 15g，龙眼肉 15g，黄芪 18g，炒艾叶 15g，仙鹤草 21g，血余炭 3g，肉桂 6g，阿胶 15g，龙骨 15g。

3 月 25 日，月经于 3 月 22 日停止。病人有感冒及咳嗽 7 日，伴有口干及胸部胀痛。近日早上六时即大便，小便次数增多。

咽部检查：稍红。

脉：细。

中药处方：白术 9g，党参 21g，黄芪 18g，甘草 9g，茯苓 24g，炒酸枣仁 9g，龙骨 18g，牡蛎 18g，五味子 9g，补骨脂 9g，陈皮 15g，麦冬 15g，杏仁 9g。

西药：润喉片。

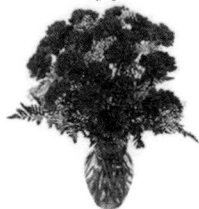

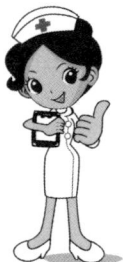

4月1日，服药后无腹痛，但有口干，听觉差，失眠，出汗及阴道分泌物增多。

舌苔：中部色深。

中药处方：陈皮15g，白术12g，茯苓24g，甘草9g，苍术12g，山萸肉12g，丹皮9g，五味子9g，杏仁9g，党参15g，金银花15g，龙骨15g。

西药：维C加于50%葡萄糖静注，土霉素片。

4月9日，病人昨晚发热，似乎经前症状要来，右耳听力减退，有口干及腰酸。体温37.3℃。

脉：细。舌苔：白、厚。

中药处方：茯苓24g，猪苓18g，白术9g，桂枝9g，车前子12g，木通18g，大腹皮9g，陈皮12g，党参21g，五味子9g，龙骨18g，红花3g，益母草9g，生姜皮3片。

4月19日，月经为4月14～16日，量多，伴有出汗及下腹胀，但她坚持工作。

脉搏：88次/分钟。舌苔：白、厚。舌质：表现血滞。

中药处方：白术9g，党参21g，明党参18g，黄芪21g，炒酸枣仁15g，龙眼肉15g，茯苓24g，香附 6g，当归 9g，甘草 6g，陈皮 15g，肉桂 6g，黄芩 12g。

西药：丙酸睾酮 25mg 肌注，每周两次，共 4 周。

4 月 25 日，病人觉下腹痛，预感若尿色转深，会出现浮肿。

中药处方：桂枝 3g，白术 12g，茯苓 24g，猪苓 15g，车前子 12g，木通 18g，北沙参 24g，香附 6g，黄芪 18g，龙眼肉 15g，甘草 6g，生姜皮 3 片。

5 月 1 日，尿液清，无腹痛。服药后病人觉好了很多，但很容易出汗。

脉：弱。舌苔：白、厚。

中药处方：守上方，加厚朴 12g，枳壳 9g，明党参 15g。

5 月 5 日，下午出现阴道流血，但除轻度浮肿外，病人无其他不适。

中药处方：桂枝 12g，白术 12g，茯苓 24g，猪苓 15g，车前子 12g，木通 15g，北沙参 24g，炒蒲黄 15g，阿胶 15g，仙鹤草 18g，炒艾叶 15g，陈皮 15g，龙骨 15g，生姜皮 3 片。

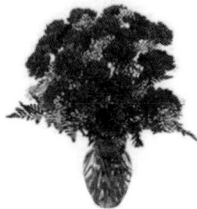

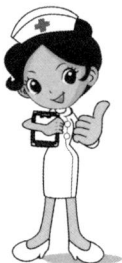

5月10日，月经为5月5日，持续至今日。首三日量多，随后色变深及比较清，伴有少许异味。腰部及下腹有些痛。

舌质：血滞不明显。

中药处方：白术9g，桂枝9g，茯苓24g，猪苓15g，车前子12g，木通15g，北沙参21g，明党参15g，阿胶15g，炒艾叶12g，续断12g，杜仲12g，山萸肉12g，甘草6g，生姜皮3片。

5月17日，服药后，不规则出血于5月22日停止。无腰、腹痛，无浮肿，大便亦正常。胸部稍有不适，睡眠欠佳。

中药处方：白术9g，桂枝6g，茯苓15g，车前子12g，木通12g，太子参18g，明党参15g，续断12g，肉桂6g，红花15g，益母草9g，甘草6g，麦冬12g。

5月20日，腰痛、浮肿及尿色加深又再出现，睡眠差，胸部沉重。这些症状预示月经即将来临。

中药处方：白术9g，桂枝9g，茯苓24g，猪苓15g，车前子12g，木通15g，杜仲9g，续断9g，炒栀子3g，黄芩3g，太子参18g，红花1.5g，甘草

6g，荔枝肉 18g。

5 月 23 日，病人觉好些，浮肿消退。

中药处方：守上方，减去太子参，加熟地 15g 及枸杞子 21g。

5 月 25 日，口干及腰痛再现，但睡眠好，大便正常，浮肿消退，阴道分泌物有些增加。

舌质：血滞有改善。

中药处方：白术 6g，桂枝 9g，茯苓 24g，猪苓 15g，车前子 12g，木通 15g，杜仲 9g，续断 9g，熟地 15g，炒栀子 3g，黄芩 6g，北沙参 21g，红花 1.5g，甘草 9g，荔枝 30g，枸杞子 21g。

5 月 29 日，昨日阴道分泌物带有黑血，睡眠差，觉有发热，耳鸣，尿色稍深。

舌苔：白。脉：细、弱。

中药处方：北沙参 21g，明党参 15g，白术 9g，桂枝 9g，茯苓 24g，猪苓 18g，车前子 12g，杜仲 12g，续断 12g，柴胡 6g，红花 1.5g，甘草 9g，荔枝 30g，枸杞子 21g，龙骨 18g。

6 个月的月经情况如下：

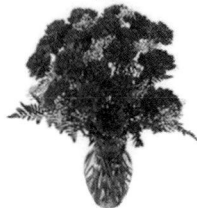

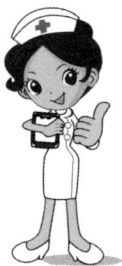

```
30/12          23/1           24/2           20/3

6 天  ──25 天──→  7 天  ──31 天──→  4 天  ──25 天──→  2 天

              14/4           5/5            30/5
    ──24 天──→ 3 天  ──21 天──→  7 天  ──25 天──→  5 天
```

6月2日，月经为5月30日。

中药处方：守上方，减去红花、杜仲、明党参及黄芩，增加炒蒲黄。

5月30日至6月4日，来月经。病人感觉良好，睡眠改善，胸部沉重、腰痛及浮肿均有所缓解，舌苔也好转。

中药处方：白术9g，北沙参21g，黄芪24g，茯苓15g，猪苓15g，桂枝9g，莲子12g，枳壳9g，陈皮15g，龙骨15g，龙眼肉30g，木通15g，生姜皮3片。

病人的基础体温在4～5月，显示双期性，但不稳定。

6月16日，有腰痛，尿色也稍深，但睡眠好。

舌苔：变薄些。

中药处方：白术9g，北沙参24g，黄芪24g，茯苓24g，猪苓18g，桂枝9g，莲子12g，枳壳15g，陈皮15g，鸡内金6g，木通15g，车前子12g，荔枝

30g，生姜皮 3 片。

6月22日，今日来月经。病人觉在各个方面都有改善。月经量不多，但色较深，觉右腋淋巴结肿痛。

西药：土霉素片 0.5g，每日 3 次，共 3 日。

中药处方：白术 9g，北沙参 21g，黄芪 21g，茯苓 21g，猪苓 15g，桂枝 9g，莲子 9g，枳壳 12g，陈皮 15g，荔枝 30g，仙鹤草 21g，炒蒲黄 15g，阿胶 15g，甘草 30g，艾叶 9g。

7月5日，月经为 6 月 22～26 日。月经后两天有轻度不适，有浮肿及腰痛。

脉：沉。舌苔：白、厚。

实验室检查：WBC 3 500、N58、L42、RBC3 300 000、Hgb 9.5g（66%）。

中药处方：白术 9g，北沙参 21g，黄芪 21g，茯苓 21g，猪苓 15g，木通 15g，车前子 12g，桂枝 9g，陈皮 15g，枳壳 9g，大枣 15g，生姜皮 3 片。

8月21日，近半月以来，病人有五更泻、精神差、头晕及耳鸣的症状。LMP 为 8 月 11 日，周期为 21 日，月经持续 3 天，量多。尿量减少与腰痛有

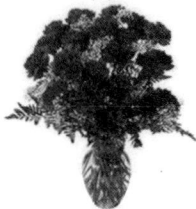

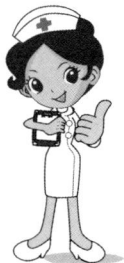

关联。

脉：弱。舌苔：厚，白但微带黄色。舌质：尖部色稍暗。

中药处方：龙骨18g，牡蛎18g，熟地9g，山药15g，茯苓24g，丹皮6g，补骨脂9g，陈皮15g，香附6g，党参21g，白芍12g，白术12g，桂枝12g。

8月29日，服上次处方后，五更泄消除，精神也好转。月经前4至5天出现乳房胀，面部及手指也有胀感。

脉：细、弱。舌苔：有改进。

中药处方：龙骨18g，陈皮15g，香附6g，鸡内金6g，茯苓24g，猪苓18g，车前子12g，白术12g，桂枝12g，山萸肉9g，五味子9g，明党参21g，黄芩6g，麦冬9g，生姜皮3片。

9月16日，月经为9月7～9日，因近日工作忙，精神不足，并耳鸣、头晕，但胃口正常，大便有规律，无腰痛或浮肿。

舌苔：如前。

中药处方：龙骨15g，陈皮15g，香附9g，鸡内金6g，茯苓21g，山萸肉9g，五味子9g，熟地18g，山药 18g，麦冬 12g，远志 6g，干姜 3g。

9 月 30 日，数日来睡眠不好，腹部有颤动性疼痛。数日前病人服用过 30g 鹿茸。

中药处方：龙骨 15g，炒酸枣仁 9g，远志 9g，龙眼肉 18g，熟地 15g，香附 6g，五味子 9g，山萸肉 9g，山药 15g，枸杞子 18g，明党参 12g，牡蛎 15g，车前子 12g，木通 15g。

10 月 10 日，服药后睡眠好。月经为 10 月 5 日，经量多，胃口受影响。舌苔：厚、稍见干、黄。

西药：用安络血及维生素 K 注射剂 3 日。

中药处方：守上方，加太子参 24g、龙胆草 3g。

11 月 25 日，月经量多，随后有不规则流血。病人服中药一剂。

11 月 29 日，在 11 月 2 日、15 日及 25 日出现阴道不规则出血。最后一次，因服药而减少，但本日早上，又有少量流血，睡眠差、伴有心悸。

舌苔：白、微带黄色。

中药处方：白术 12g，太子参 18g，明党参 18g，黄芪 21g，炒酸枣仁 15g，龙骨 18g，龙眼肉 30g，

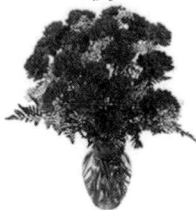

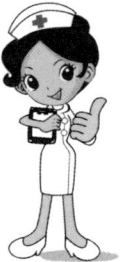

陈皮 15g，甘草 9g，黄芩 9g，远志 6g，炒艾叶 6g，阿胶 15g。

西药：安络血 10mg 肌注，一日两次，口服维 C 片。

12 月 18 日，今日来月经，色较暗，无腹痛，但有耳鸣；胃口正常，但近两日清早便欲排便。

舌苔：白、厚。舌质：尖部红。

中药处方：白术 9g，太子参 21g，黄芪 18g，龙骨 18g，牡蛎 21g，五味子 9g，龙眼肉 15g，陈皮 18g，香附 9g，仙鹤草 24g，艾叶 9g，阿胶 9g，当归 6g，炒蒲黄 15g，甘草 6g。

12 月 23 日，服药后经血仍多。今日量减，色转暗红。睡眠及胃口均差。

中药处方：太子参 18g，明党参 18g，黄芪 21g，龙骨 18g，牡蛎 18g，远志 6g，陈皮 18g，神曲 12g，龙眼肉 15g，仙鹤草 18g，黄芩 6g，黄柏 6g，甘草 6g，阿胶 9g，艾叶 6g。

1974 年 2 月 20 日，月经为 2 月 9 ~ 17 日。病人已服药以调经，但经量仍多，有口干，心悸，便秘及睡时梦多。

舌苔：白、厚。

妇检：子宫后倾，增大如 10 周孕，质不硬。左宫角中等度压痛。左卵巢稍大，活动。右侧附件无特殊，宫颈下唇轻度糜烂。阴道分泌物白色，量较多。

中药处方：太子参 18g，党参 15g，茯苓 15g，陈皮 15g，龙骨 18g，牡蛎 18g，黄芪 18g，炒酸枣仁 9g，黄柏 9g，甘草 6g，香附 6g，麦冬 15g。

2 月 23 日，病人服药后觉好些。

中药处方：北沙参 24g，茯苓 24g，甘草 12g，龙骨 15g，牡蛎 15g，炒酸枣仁 12g，龙眼肉 30g，黄芪 21g，当归 9g，黄芩 9g，大枣 18g，陈皮 12g，桂枝 12g，生姜皮 3 片。

2 月 25 日，病人的不适缓解了很多。

中药处方：守上方，加麦冬 15g、香附 6g。

3 月 1 日，服药后胸部沉重感消失，目前觉口干及腰痛。

3 月 12 日，病人一般情况良好。

中药处方：北沙参 24g，党参 15g，白术 12g，茯苓 24g，甘草 12g，龙骨 18g，龙眼肉 30g，黄芩

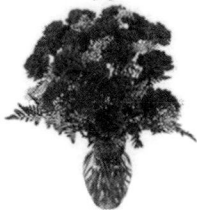

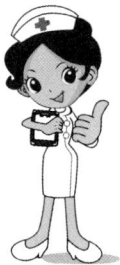

6g，仙鹤草 15g，黄芪 21g，车前子 21g，桂枝 6g，当归 9g，木通 15g，生姜皮 3 片。

3 月 25 日，病人有轻度心悸及尿量增加，腰痛有了改善。月经为 3 月 3 日。

4 月 9 日，3 月 3 日时经量很少，持续了 4 天，接受过维生素 B12 注射。

中药处方：北沙参 24g，太子参 15g，白术 12g，茯苓 21g，甘草 9g，龙骨 15g，远志 6g，牡蛎 9g，黄芩 6g，龙眼肉 45g，黄芪 15g，木通 12g，麦冬 15g，陈皮 18g，续断 15g，狗脊 12g。

4 月 25 日，月经为 4 月 18 日，持续至今。前 3 日量多，病人曾试服云南白药，但因无法忍受而放弃。此外，还有点咳嗽，阵发性发热感，便秘及心悸。

舌苔：白、厚。

中药处方：太子参 21g，党参 21g，黄芪 21g，茯苓 15g，麦冬 15g，当归 9g，仙鹤草 24g，阿胶 9g，熟地 12g，艾叶 6g，陈皮 15g，龙骨 12g，续断 12g，甘草 9g，金银花 18g。

4 月 30 日，月经已停 3 天，发热感已消失，大便正常，余下的不适只有心悸与睡眠差。

中药处方：太子参 21g，党参 21g，黄芪 21g，茯苓 15g，麦冬 15g，当归 9g，熟地 12g，龙骨 12g，牡蛎 15g，续断 15g，陈皮 18g，远志 6g，龙眼肉 30g，大枣 15g。

5 月 9 日，有背痛，便稀及呈黄色，左下腹痛，胃口差，大便时腹部觉空虚。

中药处方：海螵蛸 15g，牡蛎 15g，山萸肉 9g，赤石脂 12g，党参 24g，白术 12g，茯苓 21g，陈皮 12g，香附 6g，甘草 6g，桂枝 6g，黄柏 9g，狗脊 12g，大枣 15g。

5 月 17 日，月经为 5 月 13 日，经量于 15 日及 16 日增加。病人有心悸，接受了 2 支安络血注射。

中药处方：白术 9g，黄芪 21g，党参 18g，太子参 24g，龙眼肉 24g，山萸肉 9g，龙骨 15g，陈皮 15g，茯苓 15g，益母草 15g，仙鹤草 18g，车前子 9g，木通 12g，甘草 6g。

5 月 20 日，流血时有时无，有轻度浮肿、心悸及腰酸。

中药处方：太子参 24g，明党参 21g，茯苓 30g，

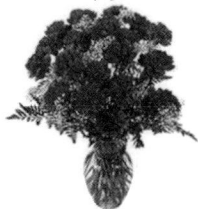

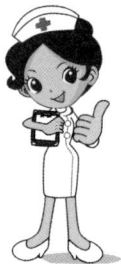

白术 9g，陈皮 15g，神曲 12g，山药 15g，桂枝 9g，续断 15g，狗脊 12g，仙鹤草 21g，黄芪 21g，远志 6g，龙眼肉 30g，甘草 9g，木通 12g，生姜皮 3 片。

6 月 1 日，有下腹痛及腰酸。

中药处方：守上方，减去仙鹤草及木通，加明党参与川芎。

6 月 13 日，月经为 6 月 10～12 日，经量减半，只见面部轻度浮肿，无经前疼痛。

中药处方：太子参 30g，党参 18g，茯苓 18g，甘草 9g，白术 15g，龙眼肉 30g，续断 15g，狗脊 12g，熟地 15g，陈皮 15g，菟丝子 9g，大枣 15g，车前子 12g，鹿角胶 9g。

6 月 19 日，月经血转为水样液，病人有浮肿、腰酸、腹胀及精神差，用鹿角胶后经量减少。

中药处方：守上方，减去党参、熟地，增加木通、大腹皮、龙骨、牡蛎及生姜皮。

6 月 29 日，经前时期睡眠差，月经前 3 日的出血为点滴性，其后才是正式流量。大便正常，但面部浮肿及阴道分泌物增多却又重现。

舌苔：白、厚、干。舌质：尖部红。

中药处方：龙骨 21g，煅牡蛎 21g，山萸肉 15g，芡实 9g，远志 6g，龙眼肉 30g，炒酸枣仁 12g，车前子 12g，黄芪 24g，白术 12g。

7 月 11 日，月经为 7 月 9 日，经量多，伴有出汗、心悸及腰酸。

中药处方：仙鹤草 24g，益母草 18g，当归 6g，黄芪 21g，桂枝 12g，山萸肉 15g，煅牡蛎 18g，龙骨 18g，远志 6g，陈皮 15g，大枣 15g，白术 9g，黄芪 24g，鹿角胶 6g，太子参 24g，麦冬 6g。

7 月 13 日，仍有一些阴道流血，睡眠欠佳。

中药处方：仙鹤草 18g，当归 9g，山萸肉 12g，煅牡蛎 18g，龙骨 18g，远志 6g，太子参 24g，大枣 9g，北沙参 24g，龙眼肉 30g，黄芪 24g，白术 9g，茯苓 15g，甘草 9g，熟地 15g。

1975 年 3 月 18 日，半年来月经基本正常，周期在 25 天左右，经量不多。若经量增多则服九炭丸（含 5 种药）。近日有五更泻；月经为 2 月 25 日，目前正处于经前期。睡眠尚好。

中药处方（加减四神丸）：补骨脂，五味子，山萸肉，山药，白术，明党参，陈皮，大枣，甘

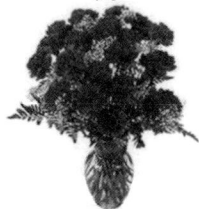

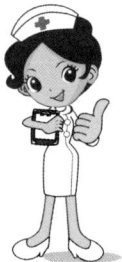

草，生姜皮。

3月22日，服药后五更泻消除。今日来月经，量少，色暗红。

中药处方：仙鹤草24g，益母草15g，当归6g，红花1.5g，丹皮9g，茯苓15g，大枣9g，山萸肉9g，乌梅6g，阿胶15g，艾叶9g，红糖少量。

1976年1月18日，病人因月经量过多而入院，其治疗有肌注安络血，静注仙鹤草素及6-氨基己酸，又予丙酸睾酮20mg肌注，每日1次，共10日。

1月20日，阴道流血已减少，无腰腹痛，两日来无大便。

中药处方：黄芪30g，白术15g，陈皮15g，北沙参21g，龙骨15g，赤石脂15g，山药15g，茯苓15g，补骨脂12g，龙眼肉30g，艾叶9g，阿胶15g，甘草9g，生姜皮3片。

1月24日，阴道少量流血。

1月25日，阴道流血很少。

中药处方：同前，加仙鹤草15g。

1月27日，阴道流血昨日停止。

中药处方：与 23 日同，加远志 9g。

1 月 29 日，病人未睡好，觉疲倦。

妇检：子宫后倾，不能被复至正常位置，子宫大小与 3 年前同，耻骨联合上二指可触及宫底，附件无特殊。宫颈肥大，无糜烂。

中药处方：同前，减去补骨脂，以人参代替北沙参。

1 月 30 日，病人出院，给予中药两剂，处方与 23 日的相同。

实验室检查：血小板 138 000、RBC 3 500 000、Hgb10g、WBC 6 400、N44、L56。

此病人之月经量多及其他病症均源于更年期，治疗 4 年，月经仍未停。其病史可以从以下方面归纳陈述：

对于月经量多，如系轻度或中度，中西医结合治疗可以对付；但如量大，必须用西药，尤其是注射剂。

病人的症状可以分为四类：第一，神经系统方面的，如睡眠差、心悸、手心发热感、精神差、肢

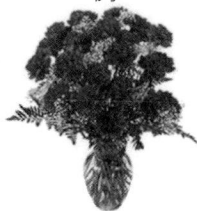

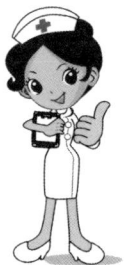

体麻木、出汗、耳鸣及头晕；第二，消化系统方面的，如五更泻、胃部不适、食欲不振、便秘、大便硬及口干；第三，全身性的，如浮肿、怕冷、倦怠；第四，妇科方面的，如下腹痛、腰酸、经前胸痛及乳房胀、经量多及产生大量阴道分泌物。

一般来说，病人是虚弱型体质，属中医的肾虚，其特征为五更泻、头晕、腰酸、倦怠、精神差。因此，治疗给予传统方剂右归饮，其主治方向为补肾阳，而所用药物的有效性，证明了此辨证施治的正确性。

对更年期病人的治疗，不宜用过强或过大剂量的补药。例如有一次，病人服用鹿茸 30g 之后，不久便觉病情加重。如有需要，可给予较小的剂量。另外，此类病人亦不能忍受寒凉味苦之药。如一次，她服用龙胆泻肝汤，此汤的主药为龙胆草，是一种强劲的清热泻火之药。服后她觉病情更重，浮肿也增加了。对这类病人，应给予温性的强壮药，能健脾、补气、促血循环、消除血瘀滞就好。从病史上看，此病人每逢用了这些药之后，都觉得好些。这是病人四年来坚持来本处开药的原因。

对于有繁多病症的病人，单纯用西医治疗是不容易的，而中西医结合治疗则能获得较为满意的效果，尤其是对更年期妇科病人。对于病例中的这一位病人，在进入绝经期之后，她的病情可能会有较大的改善。

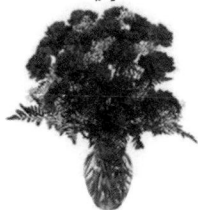

第二十四章　中西医结合治疗一些妇科及外科病例

第二十五章 早年一些极端案例的回忆

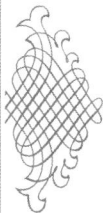

　　中华人民共和国成立初期，云南边疆的少数民族地区生活条件很艰苦，人们如要从一个小镇出境到国外，走几个小时路就可以，但要从小镇到省会，即使坐汽车也要三天。一个人患了重病，他（她）所承受的痛苦和想及时得到医治的心情是何等迫切啊！以下是一些令笔者一生难忘的案例。

1. 忽略性横位

一名从山上抬下来的病人，奄奄一息。把盖着她的沾了血迹的粗布掀开，可见到一只肿胀发紫的胎儿手臂从病人阴道伸出来，血水缓慢地沿着毫无生气的胎儿肢体滴下。病人腹部膨胀，下腹部尤甚，触痛及反跳痛明显，全身皮肤发热，说明子宫已经破裂，病人危在旦夕。

这样的病人需要马上输液，抗休克，静滴抗生素，对伸出来的胎儿上肢及产妇阴道、外阴及腹部进行消毒。在乙醚全麻下，施行内倒转术，取出的胎儿已死亡多时，但随着胎儿的取出，产妇的小肠及大网膜也从阴道口滑出来。此时应立即进行剖腹手术，一边由助手将肠子清洗消毒后送回腹腔，一边找出子宫下段的破口，稍作休整后，进行缝合，最后在腹腔放置引流条，以便炎性渗出物及血水流出。经过几天的治疗，病人奇迹般地好转了。引流条取出后没几天，发烧就完全消退，病人慢慢地能下床走路了。

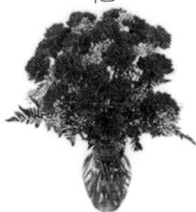

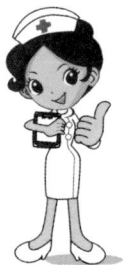

在笔者的记忆中，所有这样被抬来的病人，最终都能康复。有一名病人，笔者印象特别深刻。她就诊时也是横位，子宫不完全破裂，即子宫浆膜层仍完整，腹腔内容物没有滑脱出来。因为腹膜是完好的，出血又不多，胎儿取出后，她的痛楚也大为减轻。子宫破裂口是要剖腹修补的，但她坚决不肯做手术，因为怕丧失劳动力。康复后，她就回去了。大约过了两年，她又来住院，这次是来分娩的。她竟然顺利地产下一个婴儿，这有力地证明了她的子宫愈合良好。此例及以上所说的病例，都生动地说明农村劳动妇女的身体是硬朗的，有极强的抵抗力，只要给予合适的治疗，她们就能克服疾病的痛苦而生存下去。

2. 膀胱阴道瘘

到山区巡回医疗时，笔者看到过这样一个病人。她在田里劳动，独自一人远远地在一处，远离其他农民。当你走近她时，会闻到一股强烈、刺鼻的尿臭。这是一名膀胱阴道瘘病人。

这是难产以后得的病，而患了此病的妇女，在家里完全没有地位了，甚至还会悲惨地被丈夫抛弃。

笔者所见到的膀胱阴道瘘病人，绝大多数都能通过修补手术而治愈。只有个别病人，因膀胱壁破损太多，瘘口过大而要送往省会医院，用肠壁代替膀胱壁进行移植修补。

有一名病人，得了此病后，与丈夫离了婚。她在医院进行了两次修补术，最后痊愈了。为了表示感激，她留在医院帮助一名医生照看小孩很多年。后来她遇到一位男士，他们结了婚，过着安稳的生活。

3. 子宫脱垂

那是 20 世纪 70 年代，笔者在农村基层工作，某天被叫去为一个人做尸检报告。来人说，死者割下身体上的一团肉，最后死亡，要求医务人员检查核实。笔者到现场时，见到的是一具农村中年妇女的尸体。她的阴道有一个比较整齐的切口。从切口

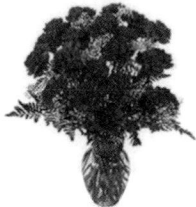

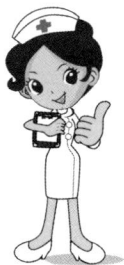

处，手指可以探入腹腔，触到卵巢和部分输卵管。无疑，该妇女是自己用刀割掉完全脱垂出来的子宫，因为流血过多而死亡。割下来的子宫已找不到。

子宫脱垂，做手术就可以解决，又何必这样呢？可以想象，一方面，病人不知道此病可以治疗，又羞于就诊，怕经济负担，再加上丈夫的冷漠，使其承受着巨大的心理压力。另一方面，脱出来的子宫因摩擦而溃烂流血，痛楚难忍，不但影响日常生活，也无法劳动。于是，她下狠心割掉这个"负担"，结果丧失了性命。

这样的尸检，使人心情沉重。每当想到此事，不禁唏嘘。后来国家出台了相关政策，免费治疗子宫脱垂和尿瘘。随着国家经济的发展和生育政策的调整，这两种病现在已极少见到。

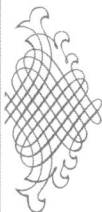

第二十六章 纠正『妊娠高血压综合征』的译名

"妊娠高血压综合征"这一病名是1983年由一个全国性的高级会议制定的。统一病名是有必要的，因为在此之前，它的名称各式各样，不利于交流。当时，在《中华妇产科杂志》上，它的英文译名是"Pregnancy Induced Hypertension"，没有译出"综合征"一词。因为刊登在本专业全国最权威的杂志上，谁也不会想到有什么翻译问题。笔者后来在大学为英语班讲课，在备课时开始意识到这个问

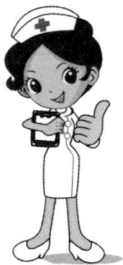

题。如果是一本外文书，有一种病名字是"××Syndrome"，我们肯定会将它翻译为"××综合征"，绝不会把"综合征"一词删掉。然而，"妊娠高血压综合征"是我国创立的病名，是光明正大的，为什么我们自己不把它如实地、完整地翻译给外国人？于是，笔者翻阅了英美的相关书籍，发现在国外，这种病的名称也是多种多样的。但是用"综合征"这一词语的却少，大多数都不用。然而，笔者坚持认为，科学技术的翻译要准确，它不像文学翻译，只要把意思翻译出来就行了，科技名称是绝对不能走样的。

基于以上认识，在 20 世纪 90 年代中期，笔者写了一封信给《中华妇产科杂志》。随后得到回复，说该名称不是杂志社本身翻译的，而是有一个专门负责译名的单位制定的。笔者写信至该单位陈述意见，该单位回信说已将意见转交有关单位。过了一段时间，笔者见没有动静，又写了一封语气较为严肃的信，答复是待该单位开会时讨论。后来，又过了一段时间，终于见到《中华妇产科杂志》上该病原译名之后加上了"Syndrome"一词。

参考文献

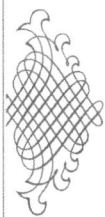

1. 曲京峰，张少华，谢荣．中药学［M］．上海：上海中医药大学出版社，1990.

2. 李仪奎，姜名瑛．中药药理学［M］．北京：中国中医药出版社，1992.

3. 曹泽毅．中华妇产科学［M］．北京：人民卫生出版社，1999.

4. 郑惠国，梁素娣．现代妇科治疗学［M］．广州：广东科技出版社，1995.

5. 李大慈．现代产科治疗学［M］．广州：广

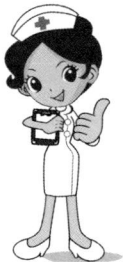

东科技出版社，1997.

6. 浦兹·帕布斯特. Sobotta 人体解剖学图谱：下卷［M］. 21 版. 董大翠，宋本才，主译. 北京：北京大学医学出版社，2005.

7. EBERHARD M. Ultrasound in Obstetrics and Gynecology（Vol. 2 Gynecology）［M］. New York：Geory Thieme Stuttgart，2007.

8. 郑怀美. 现代妇产科学［M］. 上海：上海医科大学出版社，1998.

9. 张永样. 中药药理学新论［M］. 北京：人民卫生出版社，2004.

10. 云南省德宏州卫生局. 德宏医药［Z］. 德宏：云南省德宏州卫生局，1979—1981.

11. 张希德. 实用临床药物手册［M］. 2 版. 上海：上海科技教育出版社，1995.

12. 中国实用妇科与产科杂志编辑部. 中国妇产科专家经验文集［M］. 沈阳：沈阳出版社，1994.

13. 王晓萍，谢靳. 妇产科病证治精要［M］. 北京：科学技术文献出版社，1999.

236

14. 王立山．中医妇科论治〔M〕．香港：香港医药出版社，1998．

15. 董宏生，韩永刚．妇产疾病临床常用中药指南〔M〕．北京：科学技术文献出版社，2006．

16. CHRISTOPHER P，MARISA R N，LEE K R. Diagnostic Gynecologic and Obstetric Pathology〔M〕．2nd ed. Holland：Elsevier Inc.，2011．

参考文献

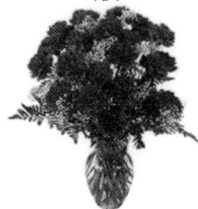